华西感控

医院感染防控手册

主　编　宗志勇　尹维佳　乔　甫

编　者　（按姓名拼音字母进行排

邓宇骅（四川大学华西医院

付学勤（四川大学华西医院）

干春兰（四川大学华西医院）

黄　静（四川大学华西医院）

黄文治（四川大学华西医院）

康　霞（四川大学华西医院）

李　娟（四川大学华西第二医院/华西妇产儿童医院）

李婧闻（四川大学华西医院）

李诗雨（四川大学华西医院）

林　吉（四川大学华西医院）

刘治清（四川大学华西口腔医院）

舒明蓉（四川大学华西医院）

王　东（四川大学华西第二医院/华西妇产儿童医院）

王晓辉（四川大学华西医院）

王妍潼（四川大学华西医院）

卫　丽（四川大学华西医院）

曾庆会（四川大学华西医院）

张　慧（四川大学华西医院）

朱仕超（四川大学华西医院）

庄红娣（四川大学华西医院）

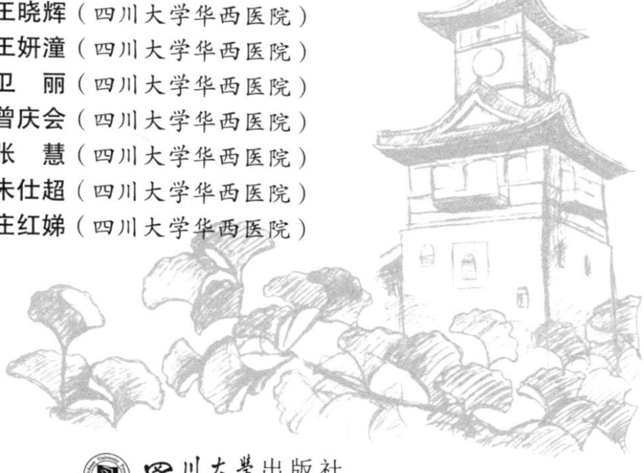

四川大学出版社
SICHUAN UNIVERSITY PRESS

项目策划：许 奕
责任编辑：张 澄
责任校对：许 奕
封面设计：胜翔设计
责任印制：王 炜

图书在版编目（CIP）数据

医院感染防控手册 / 宗志勇，尹维佳，乔甫主编
．— 成都 ：四川大学出版社，2021.5（2023.6 重印）
ISBN 978-7-5690-4541-3

Ⅰ．①医… Ⅱ．①宗… ②尹… ③乔… Ⅲ．①医院—感染—预防（卫生）—手册 Ⅳ．①R197.323-62

中国版本图书馆 CIP 数据核字（2021）第 070140 号

书名 医院感染防控手册
YIYUAN GANRAN FANGKONG SHOUCE

主　　编 宗志勇 尹维佳 乔 甫
出　　版 四川大学出版社
地　　址 成都市一环路南一段 24 号（610065）
发　　行 四川大学出版社
书　　号 ISBN 978-7-5690-4541-3
印前制作 四川胜翔数码印务设计有限公司
印　　刷 四川盛图彩色印刷有限公司
成品尺寸 125mm×200mm
印　　张 7
字　　数 239 千字
版　　次 2021 年 6 月第 1 版
印　　次 2023 年 6 月第 6 次印刷
定　　价 45.00 元

◆ 读者邮购本书，请与本社发行科联系。
电话：(028)85408408/(028)85401670/
(028)86408023 邮政编码：610065
◆ 本社图书如有印装质量问题，请寄回出版社调换。
◆ 网址：http://press.scu.edu.cn

四川大学出版社
微信公众号

前　言

医院感染防控专业性强，涉及面广，相关规定多，应对实际问题时所需的知识纷繁复杂。我们发现，目前国内缺乏一本汇集知识、着重实践、简便易查、便于携带的小册子，这本小册子可供医院感染管理专（兼）职人员使用，同时也方便医院管理者和临床医务人员等在工作中遇到相关问题时快速查阅。受到《热病：桑福德抗微生物治疗指南（新译第48版）》一书的启发，我们决定编辑出版一本完全以表格和图示形式呈现的实用手册。

本手册主要介绍了医院感染防控常用的知识点和相关规定要求。本手册主要基于我国目前已发布的医院感染防控方面的各项规范、标准、指南等文件，对于部分内容我们还基于在四川大学华西医院的工作实践予以充实（如隔离标识）。我们还列出了一些来自国外的定义和判断标准（如侵入性器械感染的判断）作为补充，以供在实践中参考。

我们也清醒地认识到本手册的局限性。本手册所涉及的内容有限，未能覆盖医院感染防控工作的各个方面，难免挂一漏万；由于水平有限，受新冠肺炎疫情影响而成书时间较为仓促，本手册难免存在错误；部分内容的叙述基于在四川大学华西医院的工作实践，不一定符合其他医疗机构的情况。

因此，读者需要注意：实际工作中应以国家和当地卫生行政部门的要求为准，并结合自身的实际情况，批判性地看待本手册中的内容。我们特别期待读者能对本手册内容提出改进建议，以便不断修订。

总之，我们相信这样一本基于图表的实用手册有其实践价值，希望对医院感染防控工作有所帮助。

宗志勇　尹维佳　乔甫

四川大学华西医院

2020.12 于成都

目　录

一、名词术语

医院感染控制相关学术名词及其定义见表1。

表1　医院感染控制相关学术名词及其定义

名词	定义	参考来源
医院感染	住院患者在医院内获得的感染，包括在住院期间发生的感染和在医院内获得出院后发生的感染，但不包括入院前已经开始或入院时已处于潜伏期的感染。医院工作人员在医院内获得的感染也属于医院感染	《医院感染管理办法》（卫生部令第48号）
医院感染管理	各级卫生行政部门、医疗机构及医务人员针对诊疗活动中存在的医院感染、医源性感染及相关的危险因素进行的预防、诊断和控制活动	《医院感染管理办法》（卫生部令第48号）
医源性感染	在医学服务中，因病原体传播引起的感染	《医院感染管理办法》（卫生部令第48号）
健康保健相关感染	患者或就诊者在诊断、治疗和预防等医疗健康保健活动中所获得的感染	《世界卫生组织/全球安全注射网络：安全注射及相关操作工具手册》
医院感染暴发	在医疗机构或其科室的患者中，短时间内发生3例以上同种同源感染病例的现象	《医院感染管理办法》（卫生部令第48号）
疑似医院感染暴发	在医疗机构或其科室的患者中，短时间内出现3例以上临床症候群相似、怀疑有共同感染源的感染病例的现象；或者3例以上怀疑有共同感染源或共同感染途径的感染病例的现象	《医院感染暴发控制指南》（WS/T 524—2016）
职业接触	劳动者在从事职业活动中，通过眼、口、鼻及其他黏膜、破损皮肤或非胃肠道接触含血源性病原体的血液或其他潜在传染性物质的状态	《血源性病原体职业接触防护导则》（GBZ/T 213—2008）

续表

名词	定义	参考来源
多重耐药菌	主要是指对临床使用的三类或三类以上抗菌药物同时呈现耐药的细菌。常见多重耐药菌包括耐甲氧西林金黄色葡萄球菌（MRSA）、耐万古霉素肠球菌（VRE）、产超广谱β－内酰胺酶（ESBLs）细菌、耐碳青霉烯类抗菌药物肠杆菌科细菌（CRE）［如产Ⅰ型新德里金属β－内酰胺酶（NDM－1）或产碳青霉烯酶（KPC）的肠杆菌科细菌］、耐碳青霉烯类抗菌药物鲍曼不动杆菌（CRAB）、多重耐药/泛耐药铜绿假单胞菌（MDR/PDR－PA）和多重耐药结核分枝杆菌等	《卫生部关于印发〈多重耐药菌医院感染预防与控制技术指南（试行）〉的通知》（卫办医政发〔2011〕5号）
医疗废物	医疗卫生机构在医疗、预防、保健以及其他相关活动中产生的具有直接或者间接感染性、毒性以及其他危害性的废物	《医疗废物管理条例》(2011 修订)
标准预防	针对医院所有患者和医务人员采取的一组预防感染措施：包括手卫生，根据预期可能的暴露选用手套、隔离衣、口罩、护目镜或防护面屏，以及安全注射；也包括穿戴合适的防护用品处理患者环境中污染的物品与医疗器械。 标准预防基于患者的血液、体液、分泌物（不包括汗液）、非完整皮肤和黏膜均可能含有感染性因子的原则	《医院隔离技术规范》(WS/T 311—2009)
安全注射	医疗机构及医务人员在诊疗活动中，为有效防范因注射导致的感染风险所采取的，对接受注射者无害，使实施注射操作的医务人员不暴露于可避免的风险，以及注射后的医疗废物不对环境和他人造成危害的临床注射活动的规范性要求	《国家卫生健康委办公厅关于进一步加强医疗机构感染预防与控制工作的通知》(国卫办医函〔2019〕480号)
	对接受注射者无害，使实施注射操作的医务人员不暴露于可避免的危险，注射后的医疗废物不对环境和他人造成危害	《医疗机构门急诊医院感染管理规范》（WS/T 591—2018)

二、医院感染管理

1. 医院感染管理部门设置及其职责（见表 2）

表 2　医院感染管理组织设置及其职责

三级管理组织名称	设置	人员组成	职责	参考来源
医院感染管理委员会	住院床位总数在 100 张以上的医院应当设立医院感染管理委员会和独立的医院感染管理部门	主任委员由医院院长或者主管医疗工作的副院长担任。 医院感染管理委员会由医院感染管理部门、医务部门、护理部门、临床科室、消毒供应室、手术室、临床检验部门、药事管理部门、设备管理部门、后勤管理部门及其他有关部门的主要负责人组成	1. 认真贯彻医院感染管理方面的法律法规及技术规范、标准，制定本医院预防和控制医院感染的规章制度、医院感染诊断标准并监督实施。 2. 根据预防医院感染和卫生学要求，对本医院的建筑设计、重点科室建设的基本标准、基本设施和工作流程进行审查并提出意见。 3. 研究并确定本医院的医院感染管理工作计划，并对计划的实施进行考核和评价。 4. 研究并确定本医院的医院感染重点部门、重点环节、重点流程、危险因素以及采取的干预措施，明确各有关部门、人员在预防和控制医院感染工作中的责任。 5. 研究并制定本医院发生医院感染暴发及出现不明原因传染性疾病或者特殊病原体感染病例等事件时的控制预案。 6. 建立会议制度，定期研究、协调和解决有关医院感染管理方面的问题。 7. 根据本医院病原体特点和耐药现状，配合药事管理委员会提出合理使用抗菌药物的指导意见。 8. 其他有关医院感染管理的重要事宜	《医院感染管理办法》（卫生部令第 48 号）

续表

三级管理组织名称	设置	人员组成	职责	参考来源
医院感染管理部门	住院床位总数在 100 张以上的医院应当设立医院感染管理委员会和独立的医院感染管理部门。 住院床位总数在 100 张以下的医院应当指定分管医院感染管理工作的部门。 其他医疗机构应当有医院感染管理专（兼）职人员	医院应按每 200～250 张实际使用病床，配备 1 名医院感染管理专职人员。 专职人员应接受监测与感染防控知识、技能的培训并熟练掌握。 三级综合医院医院感染管理部门负责人应具有副高及以上专业技术职称	1. 对有关预防和控制医院感染管理规章制度的落实情况进行检查和指导。 2. 对医院感染及其相关危险因素进行监测、分析和反馈，针对问题提出控制措施并指导实施。 3. 对医院感染发生状况进行调查、统计分析，并向医院感染管理委员会或者医疗机构负责人报告。 4. 对医院的清洁、消毒灭菌与隔离、无菌操作技术、医疗废物管理等工作提供指导。 5. 对传染病的医院感染控制工作提供指导。 6. 对医务人员有关预防医院感染的职业卫生安全防护工作提供指导。 7. 对医院感染暴发事件进行报告和调查分析，提出控制措施并协调、组织有关部门进行处理。 8. 对医务人员进行预防和控制医院感染的培训工作。 9. 参与抗菌药物临床应用的管理工作。 10. 对消毒药械和一次性使用医疗器械、器具的相关证明进行审核。 11. 组织开展医院感染预防与控制方面的科研工作。 12. 完成医院感染管理委员会或者医疗机构负责人交办的其他工作	《医院感染管理办法》（卫生部令第 48 号） 《医院感染监测规范》（WS 312—2009） 《卫生部办公厅关于印发〈三级综合医院评审标准实施细则〉的通知》（卫办医管发〔2011〕148 号）
医院感染管理小组	医疗机构内临床和医技科室均应设立医院感染管理小组	病区负责人为本病区医院感染管理第一责任人。 医院感染管理小组人员包括医师和护士。 医院感染管理小组人员宜为病区内相对固定人员，医师宜具有主治医师以上职称	1. 医院感染管理小组负责本病区医院感染管理的各项工作，结合本病区医院感染防控工作特点，制定相应的医院感染管理制度，并组织实施。 2. 根据本病区主要医院感染特点，如医院感染的主要部位、主要病原体、主要侵袭性操作和多重耐药菌感染，制定相应的医院感染预防与控制措施及流程，并组织落实。 3. 配合医院感染管理部门进行本病区的医院感染监测，及时报告医院感染病例，并应定期对医院感染监测、防控工作的落实情况进行自查、分析，发现问题及时改进，并做好相应记录。 4. 结合本病区多重耐药菌感染及细菌耐药情况，落实医院抗菌药物管理的相关规定。 5. 负责对本病区工作人员医院感染管理知识和技能的培训。 6. 接受医院对本病区医院感染管理工作的监督、检查与指导，落实医院感染管理相关改进措施，评价改进效果，做好相应记录	《病区医院感染管理规范》（WS/T 510—2016）

2. 医院感染管理10项基本制度（见表3）

表3　医院感染管理10项基本制度

制度名称	含义	基本要求
（一）感控分级管理制度	是指导和规范医疗机构建立层级合理、专兼结合、分工明确、运转高效的感控分级管理组织体系，并有效开展感控工作的规范性要求。 组织体系的各层级主体包括：医院感控委员会、感控管理部门、临床与医技科室感控管理小组，以及感控专（兼）职人员等。 感控涉及的相关职能部门包括但不限于医务、药学、护理、信息、总务后勤、医学装备、质量控制，以及教学科研等部门；涉及的临床与医技科室包括全部临床学科、专业，并覆盖各学科、专业所设立的门（急）诊、病区和检查治疗区域等	1. 按规定建立感控组织体系，结合本机构规模和诊疗活动实际，配置数量充足、结构合理的感控专（兼）职人员。 2. 明确感控组织体系的管理层级与责任主体。三级管理：医疗机构、感控管理部门和临床科室；二级管理：医疗机构、临床科室（适用于依规定不需要设置独立感控管理部门的医疗机构）。 3. 明确管理体系中各层级、各部门及其内设岗位的感控职责和内部、外部沟通协作机制。 4. 教育引导全体工作人员践行“人人都是感控实践者”的理念，将感控理念和要求融入诊疗活动全过程、全环节、全要素之中。 5. 规范预检分诊工作，落实医疗机构内传染病防控措施
（二）感控监测及报告管理制度	对健康保健相关感染的发生、分布及其影响因素等数据信息开展收集、分析、反馈，以及依法依规上报等活动的规范性要求	1. 制订并实施可行的健康保健相关感染监测与报告管理规定，主要内容包括但不限于：监测的类型、指标、方法以及监测结果的反馈等；明确监测责任主体、参与主体及其各自职责；强化临床一线医务人员履行健康保健相关感染监测与报告义务第一责任人的主体责任。 2. 为开展健康保健相关感染监测提供物资、人员和经费等方面的保障；积极稳妥地推动信息化监测工作，并将健康保健相关感染监测质量、结果评价及数据利用等纳入医疗质量安全管理考核体系。 3. 加强对健康保健相关感染监测制度执行情况的监管，并进行持续质量改进及效果评价。 4. 完善健康保健相关感染监测多主体协调联动机制和信息共享反馈机制，确保监测结果能够有效应用于医疗质量安全持续改进的实践
（三）感控标准预防措施执行管理制度	医疗机构中各相关主体自觉、有效、规范地执行感控标准预防措施的规范性要求。标准预防主要包括手卫生、隔离、环境清洁消毒、诊疗器械/物品清洗消毒与灭菌、安全注射等	医疗机构应当加强资源配置与经费投入，以保障感控标准预防措施的落实；不得以控制成本和支出为由，挤占、削减费用，影响标准预防措施的落实

续表

制度名称	含义	基本要求
1. 手卫生	医疗机构及医务人员依据标准预防的规定和诊疗活动的需要，合理配置手卫生设施，持续推动和优化手卫生实践的规范性要求	1. 根据《医务人员手卫生规范》（WS/T 313—2019）等标准和规范的要求，制订符合本机构实际的手卫生制度，全面推动手卫生的实施。 2. 指定相关部门负责手卫生的宣传教育、培训、实施、监测和考核等工作；定期开展覆盖全体医务人员的手卫生宣传、教育和培训，并对培训效果进行考核。临床科室是手卫生执行的主体部门，日常实施自查与监督管理。 3. 根据不同部门和专业实施手卫生的需要，为其配备设置规范、数量足够、使用方便的手卫生设备设施，包括但不限于：流动水洗手设施、洗手池、洗手液、干手设施、速干手消毒液，以及手卫生流程图等。重点部门、区域和部位应当配备非手触式水龙头。 4. 建立并实施科学规范的手卫生监测、评估、干预和反馈机制，不断提升医务人员手卫生知识知晓率、手卫生依从性和正确率
2. 隔离	医疗机构及医务人员针对诊疗过程中出现或者可能出现的感染传播风险，依法、规范地设立有效屏障的规范性要求。 隔离对象分为两类：一类是具有明确或可能的感染传播能力的人员，对其按照感染源进行隔离；另一类是具有获得感染可能的高风险目标人员，对其进行保护性隔离。 隔离屏障包括物理屏障和行为屏障。物理屏障以实现空间分隔为基本手段，行为屏障以规范诊疗活动和实施标准预防为重点	1. 根据感染性疾病的传播途径及特点，制订并实施本机构的隔离措施管理规定。 2. 对需要实施隔离措施的患者，应当采取单间隔离或同类患者集中隔离的方式；对医务人员加强隔离技术培训；为隔离患者和相关医务人员提供必要的个人防护用品；隔离患者所用诊疗物品应当专人专用（听诊器、血压计、体温计等）。 3. 在严格标准预防的基础上，按照疾病传播途径和防控级别实施针对性隔离措施。 4. 加强对隔离患者的探视、陪护人员的感控知识宣教与管理，指导和监督探视、陪护人员根据患者感染情况选用合适的个人防护用品。 5. 对隔离措施执行情况进行督查、反馈，并进行持续质量改进
3. 环境清洁消毒	医疗机构及其工作人员对诊疗区域的空气、环境和物体（包括诊疗器械、医疗设备、床单元等）表面，以及地面等实施清洁消毒或新风管理，以防控与环境相关感染的发生和传播的规范性要求	1. 确定实施环境物表清洁消毒的主体部门及监管部门，明确各部门及相关岗位人员的职责。 2. 确定不同风险区域环境物表清洁消毒的基本规范、标准操作流程和监督检查的规定，并开展相关培训。 3. 规范开展针对诊疗环境物表清洁消毒过程及效果的监测。 4. 制订并严格执行感染暴发（疑似暴发）后的环境清洁消毒规定与床单元终末处置流程。 5. 明确对空调通风系统、空气净化系统与医疗用水实施清洁消毒、新风管理和进行监管的主体部门及其职责，制订并执行操作规程及监测程序

续表

制度名称	含义	基本要求
4. 诊疗器械/物品清洗消毒和（或）灭菌	医疗机构对临床使用的诊疗器械和物品正确地实施清洗消毒和（或）灭菌处置的规范性要求	1. 根据所使用可复用诊疗器械/物品的感染风险分级，选择适宜的消毒灭菌再处理方式，并做好职业防护。 2. 在消毒灭菌前应对污染的器械/物品进行彻底清洗。对被朊病毒、气性坏疽及突发不明原因传染病病原体污染的诊疗器械、器具和物品，在灭菌前应当先消毒。 3. 建立针对内镜、外来器械、植入物等的清洗消毒灭菌管理规范和相应标准操作规程，做好清洗消毒灭菌质量监测和反馈。 4. 诊疗过程中使用的一次性诊疗器械/物品应当符合使用管理规定，在有效期内使用且不得重复使用。 5. 医疗机构使用的消毒灭菌产品应当符合相应生产与使用管理规定，按照批准使用的范围、方法和注意事项使用。 6. 器械/物品清洗、消毒、灭菌程序符合标准或技术规范的规定，做好过程和结果监测，建立并执行质量追溯机制和相应的应急预案。医疗机构对经清洗、消毒、灭菌的器械/物品应当采取集中供应的管理方式
5. 安全注射	医疗机构及医务人员在诊疗活动中，为有效防范因注射导致的感染风险所采取的，对接受注射者无害，使实施注射操作的医务人员不暴露于可避免的风险，以及注射后医疗废物不对环境和他人造成危害的临床注射活动的规范性要求	1. 制订并实施安全注射技术规范和操作流程；明确负责安全注射管理的责任部门和感控部门或人员的监督指导责任；加强对医务人员的安全注射相关知识与技能培训；严格实施无菌技术操作。 2. 诊疗活动中使用的一次性注射用具应当一人一针一管一用一废弃；使用的可复用注射用具应当一人一针一管一用一清洗灭菌；杜绝注射用具及注射药品的共用、复用等不规范使用。 3. 加强对注射全过程的风险管理、监测与控制，强化对注射全过程中各相关操作者行为的监督管理。 4. 提供数量充足、符合规范的个人防护用品和锐（利）器盒；指导、监督医务人员和相关工作人员正确处置使用后的注射器具
（四）感控风险评估制度	医疗机构及医务人员针对感控风险开展的综合分析、评价、预判、筛查和干预等活动，从而降低感染发生风险的规范性要求。 感控风险评估主要包括病例风险评估、病种风险评估、部门（科室）风险评估、机构风险评估，以及感染聚集、流行和暴发等的风险评估	1. 医疗机构及其科室、部门应当根据所开展诊疗活动的特点，定期开展感控风险评估。 2. 明确影响本机构感控的主要风险因素和优先干预次序。 3. 根据风险评估结果，合理设定或调整干预目标和策略，采取基于循证证据的干预措施。 4. 建立并实施根据风险评估结果开展感染高危人员筛查的工作机制

续表

制度名称	含义	基本要求
（五）多重耐药菌感染预防与控制制度	医疗机构为预防和控制多重耐药菌引发的感染及其传播，根据本机构多重耐药菌流行趋势和特点开展的监测、预防与控制等活动的规范性要求。 目前要求纳入目标防控的多重耐药菌包括但不限于：耐甲氧西林金黄色葡萄球菌（MRSA）、耐万古霉素肠球菌（VRE）、耐碳青霉烯类抗菌药物肠杆菌科细菌（CRE）、耐碳青霉烯类抗菌药物鲍曼不动杆菌（CRAB）和耐碳青霉烯类抗菌药物铜绿假单胞菌（CRPA）等	1. 制订并落实多重耐药菌感染预防与控制规范，明确各责任部门和岗位的分工、职责和工作范围等。 2. 依据本机构和所在地区多重耐药菌流行趋势和特点，确定多重耐药菌监控范围，加强信息化监测，采取有效措施预防和控制重点部门和易感者的多重耐药菌感染。 3. 加强感染防控、感染病学、临床微生物学、重症医学和临床药学等相关学科的多部门协作机制，提升专业能力。 4. 加强针对本机构相关工作人员的多重耐药菌感染预防与控制知识培训。 5. 严格执行多重耐药菌感染预防与控制核心措施，包括但不限于：手卫生、接触隔离、环境清洗消毒、可复用器械与物品的清洗消毒灭菌、抗菌药物合理使用、无菌技术操作、标准预防、减少侵入性操作，以及必要的针对环境和患者的主动监测和干预等。 6. 规范病原微生物标本送检，严格执行《抗菌药物临床应用指导原则》，合理选择并规范使用抗菌药物
（六）侵入性器械/操作相关感染防控制度	—	—
1. 侵入性器械相关感染防控制度	诊疗活动中与使用侵入性诊疗器械相关的感染预防与控制活动的规范性要求。 侵入性诊疗器械相关感染的防控包括但不限于：血管内导管相关血流感染、导尿管相关尿路感染、呼吸机相关性肺炎和透析相关感染的预防与控制	1. 建立本机构诊疗活动中使用的侵入性诊疗器械名录。 2. 制订并实施临床使用各类侵入性诊疗器械相关感染防控的具体措施。 3. 实施病例目标性监测。 4. 开展侵入性器械相关感染防控措施执行依从性监测。 5. 根据病例及干预措施依从性监测数据进行持续质量改进
2. 手术及其他侵入性操作相关感染防控制度	诊疗活动中与外科手术或其他侵入性操作（包括介入诊疗操作、内镜诊疗操作、CT/超声等引导下穿刺诊疗等）相关感染预防与控制活动的规范性要求	1. 建立本机构诊疗活动中所开展手术及其他侵入性诊疗操作的名录。 2. 制订并实施所开展各项手术及其他侵入性诊疗操作的感染防控措施，以及防控措施执行依从性监测的规则和流程。 3. 进行感染风险评估，并依据评估结果采取针对性的感染防控措施。 4. 规范手术及其他侵入性诊疗操作的抗菌药物预防性使用。 5. 实施手术及其他侵入性诊疗操作相关感染病例目标性监测。 6. 开展手术及其他侵入性诊疗操作相关感染防控措施执行依从性监测。 7. 根据病例及干预措施执行依从性监测数据进行持续质量改进

续表

制度名称	含义	基本要求
（七）感控培训教育制度	医疗机构针对不同层级、不同岗位的工作人员开展针对性、系统性、连续性的感控相关基础知识、基本理论和基本技能培训教育活动的规范性要求。 感控培训教育的基本内容包括但不限于：培训目标、适用对象、进度安排、实施方式，以及考核评估等	1. 医疗机构人力资源、医疗、护理、教育科研和后勤保障等相关管理职能部门和各临床、医技科室应当将感染防控相关内容纳入所开展的培训教育之中。各部门和临床、医技科室应当根据培训对象制订培训计划并组织实施。 2. 明确不同层级、不同岗位工作人员接受感控知识培训的形式、内容与方法等，并做好培训教育组织管理工作。 3. 制订并实施感控知识与技能培训教育考核方案，将考核结果纳入相关医务人员执业资质（准入）、执业记录和定期考核管理。 4. 向陪护、探视人员提供感控相关基础知识宣教服务
（八）医疗机构内感染暴发报告及处置制度	医疗机构及医务人员针对诊疗过程中出现的感染疑似暴发、暴发等情况，依法依规采取预警、调查、报告与处置等措施的规范性要求	1. 建立医疗机构内感染暴发报告责任制，强化医疗机构法定代表人或主要负责人为第一责任人的定位；制订并执行感染监测以及感染暴发的报告、调查与处置等规定、流程和应急预案。 2. 建立并执行感染疑似暴发、暴发管理机制，组建感控应急处置专家组，指导开展感染疑似暴发、暴发的流行病学调查及处置。 3. 强化各级具有报告责任的主体履职情况的监督问责。在诊疗过程中发现短时间内出现 3 例或以上临床症状相同或相近的感染病例，尤其是病例间可能存在具有流行病学意义的共同暴露因素或者共同感染来源时，无论有无病原体同种同源检测的结果或检测回报结果如何，都应当按规定逐级报告本机构感控部门（或专职人员）和法人代表人或主要负责人。 4. 制订并实施感染疑似暴发、暴发处置预案。处置预案应当定期补充、调整和优化，并组织开展经常性演练

续表

制度名称	含义	基本要求
（九）医务人员感染性病原体职业暴露预防、处置及上报制度	医疗机构感染性病原体职业暴露预防、处置和上报等活动的规范性要求。 感染性病原体职业暴露按传播途径分类，主要包括血源性暴露、呼吸道暴露、消化道暴露和接触暴露等	1. 建立适用于本机构的感染性病原体职业暴露预防、处置及上报规范和流程，主要内容包括但不限于：明确管理主体及其职责，制订并执行适用的预防、处置和报告流程，实施监督考核等。 2. 根据防控实践的需要，为医务人员提供数量充足、符合规范要求的用于防范感染性病原体职业暴露风险的设备设施、个人防护用品，以及其他支持、保障措施。 3. 对医务人员开展有关预防感染性病原体职业暴露的培训教育，感染性病原体职业暴露高风险部门应当定期进行相关应急演练。 4. 建立医务人员感染性病原体职业暴露报告管理体系与流程。 5. 对发生感染性病原体职业暴露的医务人员进行暴露后评估、处置和随访，严格按照相关防护要求采取检测、预防用药等应对处置措施。 6. 建立并执行预防感染性病原体职业暴露相关医务人员疫苗接种管理制度
（十）医疗机构内传染病相关感染预防与控制制度	医疗机构及医务人员依法依规开展本机构内传染病相关感染防控活动的规范性要求	1. 诊疗区域空间布局、设备设施和诊疗流程等符合传染病相关感染预防与控制的要求。 2. 确定承担本机构内传染病疫情监测、报告、预防和控制工作的主体部门、人员及其职责，明确感控管理部门或人员指导监督本机构内传染病相关感染防控工作开展的职责。 3. 严格执行传染病预检分诊要求，重点询问和关注就诊者发热、呼吸道症状、消化道症状、皮肤损害等临床表现和流行病学史，并了解就诊者症状出现以来的就医、用药情况。医疗机构不具备相应的救治条件时，应当规范采取就地隔离或转诊至有能力救治的医疗机构等措施。 4. 根据传染病传播途径的特点，对收治的传染病患者采用针对性措施阻断传播途径，防止传染病传播；做好疫点管理，及时进行终末消毒，按规范做好医疗废物处置。 5. 定期对工作人员进行传染病防控和职业暴露防护知识、技能的培训。为从事传染病诊疗工作的医务人员提供数量充足且符合规范要求的个人防护用品，并指导、监督其正确选择和使用

注：主要参考《国家卫生健康委办公厅关于进一步加强医疗机构感染预防与控制工作的通知》（国卫办医函〔2019〕480号）。

3. 医院感染诊断与监测

（1）医院感染诊断标准（见表 4）。

表 4　医院感染诊断标准

系统/部位感染		临床诊断	病原学诊断	说明
（一）呼吸系统	1. 上呼吸道感染	发热（≥38.0 ℃超过 2 天），有鼻咽、鼻旁窦和扁桃体等上呼吸道急性炎症表现	在临床诊断的基础上，分泌物涂片或培养可发现有意义的病原微生物	必须排除普通感冒和非感染性病因（如过敏等）所致的上呼吸道急性炎症
	2. 下呼吸道感染	符合下述两条之一即可诊断： 1. 病人出现咳嗽、痰黏稠，肺部出现湿啰音，并有下列情况之一： （1）发热。 （2）白细胞总数和（或）嗜中性粒细胞比例增高。 （3）X 线显示肺部有炎性浸润性病变。 2. 慢性气道疾病病人稳定期（慢性支气管炎伴或不伴阻塞性肺气肿、哮喘、支气管扩张）继发急性感染，并有病原学改变或 X 线显示与入院时比较有明显改变或新病变	在临床诊断的基础上，符合下述六条之一即可诊断： 1. 经筛选的痰液，连续两次分离到相同病原菌。 2. 痰细菌定量培养分离病原菌数≥10^6 cfu/ml。 3. 血培养或并发胸腔积液者的胸液分离到病原菌。 4. 经纤维支气管镜或人工气道吸引采集的下呼吸道分泌物病原菌数≥10^5 cfu/ml；经支气管肺泡灌洗（BAL）分离到病原菌数≥10^4 cfu/ml；或经防污染标本刷（PSB）、防污染支气管肺泡灌洗（PBAL）采集的下呼吸道分泌物分离到病原菌，而原有慢性阻塞性肺疾病，包括支气管扩张者病原菌数必须≥10^3 cfu/ml。 5. 痰或下呼吸道采样标本中分离到通常非呼吸道定植的细菌或其他特殊病原菌。 6. 免疫血清学、组织病理学的病原学诊断证据	1. 痰液筛选的标准为痰液涂片镜检鳞状上皮细胞<10 个/低倍视野和白细胞>25 个/低倍视野或鳞状上皮细胞：白细胞≤1：2.5；免疫抑制和粒细胞缺乏病人见到柱状上皮细胞或锥状上皮细胞与白细胞同时存在，白细胞数量可以不严格限定。 2. 应排除非感染性原因如肺栓塞、心力衰竭、肺水肿、肺癌等所致的下呼吸道胸片的改变。 3. 病变局限于气道者为医院感染气管－支气管炎，出现肺实质炎症（X 线显示）者为医院感染肺炎（包括肺脓肿），报告时需分别标明

续表

系统/部位感染		临床诊断	病原学诊断	说明
（一）呼吸系统	3. 胸膜腔感染	发热，胸痛，胸腔积液外观呈脓性或带臭味，常规检查白细胞计数≥10^9/L	在临床诊断的基础上，符合下述两条之一即可诊断： 1. 胸腔积液培养分离到病原菌。 2. 胸腔积液普通培养无菌生长，但涂片见到细菌	1. 胸腔积液发现病原菌，则不论胸腔积液性状和常规检查结果如何，均可作出病原学诊断。 2. 应强调胸腔积液的厌氧菌培养。 3. 邻近部位感染自然扩散而来的胸膜腔感染，如并发于肺炎、支气管胸膜瘘、肝脓肿者不列为医院感染；诊断操作促使感染扩散者则属医院感染。若肺炎系医院感染，如其并发脓胸按医院感染肺炎报告，另加注括号标明脓胸。 4. 结核性胸膜炎自然演变成结核性脓胸不属于医院感染。 5. 病人同时有上呼吸道和下呼吸道感染时，仅需报告下呼吸道感染
（二）心血管系统	1. 侵犯心瓣膜（包括人工心瓣膜）的心内膜炎	病人至少有下列症状或体征中的两项且无其他明确原因可以解释：发热、新出现心脏杂音或杂音发生变化、栓塞性改变、皮肤异常表现（如淤斑、出血、疼痛性皮下肿块）、充血性心力衰竭、心脏传导异常，并合并有下列情况之一： 1. 外科手术或病理组织学发现心脏赘生物。 2. 超声心动图发现赘生物的证据	在临床诊断的基础上，符合下述三条之一即可诊断： 1. 心瓣膜或赘生物培养出病原菌。 2. 在临床诊断的基础上，两次或多次血液培养阳性。 3. 在临床诊断的基础上，心瓣膜革兰染色发现病原菌	—

续表

系统/部位感染		临床诊断	病原学诊断	说明
（二）心血管系统	2. 心肌炎或心包炎	符合下述两条之一即可诊断： 1. 病人至少有下列症状或体征中的两项且无其他明确原因可以解释：发热、胸痛、奇脉、心脏扩大，并合并有下列情况之一： （1）有心肌炎或心包炎的异常心电图改变。 （2）心脏组织病理学检查证据。 （3）影像学发现心包渗出。 2. 病人≤1岁，至少有下列症状或体征中的两项且无其他明确原因可以解释：发热、胸痛、奇脉、心脏扩大、呼吸暂停、心动过缓，并至少有下列情况之一： （1）有心肌炎或心包炎的异常心电图改变。 （2）心脏组织病理学检查证据。 （3）影像学发现心包渗出	在临床诊断的基础上，符合下述两条之一即可诊断： 1. 心包组织培养出病原菌或外科手术/针吸取物培养出病原菌。 2. 在临床诊断的基础上，血中抗体阳性（如流感嗜血杆菌、肺炎链球菌），并排除其他部位感染	—
（三）血液系统	1. 血管相关性感染	符合下述三条之一即可诊断： 1. 静脉穿刺部位有脓液排出，或有弥散性红斑（蜂窝组织炎的表现）。 2. 沿导管的皮下走行部位出现疼痛性弥散性红斑并排除理化因素所致。 3. 经血管介入性操作，发热＞38 ℃，局部有压痛，无其他原因可解释	导管尖端培养和（或）血液培养分离出有意义的病原微生物	1. 导管管尖培养：取导管尖端5 cm，在血平板表面往返滚动一次，细菌菌数≥15 cfu/平板即为阳性。 2. 从穿刺部位抽血定量培养，细菌菌数≥100 cfu/ml，或细菌菌数相当于对侧同时取血培养的4～10倍，或对侧同时取血培养出同种细菌

续表

系统/部位感染		临床诊断	病原学诊断	说明
（三）血液系统	2. 败血症	发热>38 ℃或低体温<36 ℃，可伴有寒战，并合并下列情况之一： 1. 有入侵门户或迁徙病灶。 2. 有全身中毒症状而无明显感染灶。 3. 有皮疹或出血点、肝脾大、血液中性粒细胞增多伴核左移，且无其他原因可以解释。 4. 收缩压低于 12 kPa（90 mmHg），或较原收缩压下降超过 5.3 kPa（40 mmHg）	在临床诊断的基础上，符合下述两条之一即可诊断： 1. 血液培养分离出病原菌。 2. 血液中检测到病原菌的抗原物质	1. 入院时有经血液培养证实的败血症，在入院后血液培养又出现新的非污染菌，或医院败血症中又出现新的非污染菌，均属另一次医院感染败血症。 2. 血液培养分离出常见皮肤菌，如类白喉杆菌、肠杆菌、凝固酶阴性葡萄球菌、丙酸杆菌等，需不同时间采血，有两次或多次培养阳性。 3. 血液中发现有病原菌的抗原物质，如流感嗜血杆菌、肺炎链球菌、乙型溶血性链球菌，必须与症状、体征相符，且与其他感染部位无关。 4. 血管相关败（菌）血症属于此条，导管相关动静脉炎计入心血管感染。 5. 血培养有多种菌生长，在排除污染后可考虑复数菌败血症
	3. 输血相关感染	必须同时符合下述三种情况才可诊断： 1. 从输血至发病，或从输血至血液中出现病原免疫学标志物的时间超过该病原菌感染的平均潜伏期。 2. 受血者受血前从未有过该种感染，免疫学标志物阴性。 3. 证实供血员血液存在感染性物质，如血中查到病原体、免疫学标志物阳性、病原 DNA 或 RNA 阳性等	在临床诊断的基础上，符合下述四条之一即可诊断： 1. 血液中发现病原菌。 2. 血液特异性病原菌抗原检测阳性，或其血清在 IgM 抗体效价达到诊断水平，或双份血清 IgG 呈 4 倍升高。 3. 组织或体液涂片找到包涵体。 4. 病理活检证实	1. 病人可有症状、体征，也可仅有免疫学改变。 2. 艾滋病潜伏期长，受血者在受血后 6 个月内可出现人类免疫缺陷病毒（HIV）抗体阳性，后者可作为初步诊断依据，但需进一步进行确证试验

续表

系统/部位感染		临床诊断	病原学诊断	说明
（四）腹部和消化系统	1. 感染性腹泻	符合下述三条之一即可诊断： 1. 急性腹泻，粪便常规镜检白细胞≥10 个/高倍视野。 2. 急性腹泻，或伴发热、恶心、呕吐、腹痛等。 3. 急性腹泻每天 3 次以上，连续 2 天，或 1 天水泻 5 次以上	在临床诊断的基础上，符合下述四条之一即可诊断： 1. 粪便或肛拭子标本培养出肠道病原菌。 2. 常规镜检或电镜直接检出肠道病原菌。 3. 从血液或粪便中检出病原菌的抗原或抗体，达到诊断标准。 4. 从组织培养的细胞病理变化（如毒素测定）判定系肠道病原菌所致	1. 急性腹泻次数应≥3 次/24 小时。 2. 应排除慢性腹泻的急性发作及非感染性因素如诊断治疗原因、基础疾病、心理紧张等所致的腹泻
	2. 胃肠道感染	病人出现发热（≥38 ℃）、恶心、呕吐和（或）腹痛、腹泻，无其他原因可解释	在临床诊断的基础上，符合下述三条之一即可诊断： 1. 从外科手术或内镜取得组织标本或外科引流液培养出病原菌。 2. 上述标本革兰染色或氢氧化钾浮载片可见病原菌、多核巨细胞。 3. 手术或内镜标本显示感染的组织病理学证据	—
	3. 抗菌药物相关性腹泻	近期曾应用或正在应用抗生素，出现腹泻，可伴大便性状改变如水样便、血便、黏液脓血便或见斑块条索状伪膜，可合并下列情况之一： 1. 发热≥38 ℃。 2. 腹痛或腹部压痛、反跳痛。 3. 周围血白细胞计数升高	在临床诊断的基础上，符合下述三条之一即可诊断： 1. 大便涂片有菌群失调或培养发现有意义的优势菌群。 2. 如情况许可，做纤维结肠镜检查，见肠壁充血、水肿、出血，或见到 2～20 mm 灰黄（白）色斑块伪膜。 3. 细菌毒素测定证实	1. 急性腹泻次数≥3 次/24 小时。 2. 应排除慢性肠炎急性发作或急性胃肠道感染及非感染性原因所致的腹泻

续表

系统/部位感染		临床诊断	病原学诊断	说明
（四）腹部和消化系统	4. 病毒性肝炎	有输血或应用血制品史、不洁食物史、肝炎接触史，出现下述症状或体征中的任何两项并有肝功能异常，无其他原因可解释： 1. 发热。 2. 厌食。 3. 恶心、呕吐。 4. 肝区疼痛。 5. 黄疸	在临床诊断的基础上，血清甲、乙、丙、丁、戊、庚等任何一种肝炎病毒活动性标志物阳性	应排除非感染性病因（如 α1－抗胰蛋白酶缺乏、酒精、药物等）和胆道疾病引起的肝炎或损害
	5. 腹(盆)腔内组织感染	具有下列症状、体征中任何两项，无其他原因可以解释，同时有检验、影像学检查的相应异常发现： 1. 发热 ≥ 38 ℃。 2. 恶心、呕吐。 3. 腹痛、腹部压痛或反跳痛或触及包块状物伴触痛。 4. 黄疸	在临床诊断的基础上，符合下述两条之一即可诊断： 1. 经手术切除、引流管、穿刺吸引或内镜获取的标本检出病原菌。 2. 血培养阳性，且与局部感染菌相同或与临床相符	1. 应排除非生物因子引起的炎症反应及慢性感染的急性发作。 2. 原发性脏器穿孔所致的感染不计为医院感染
	6. 腹水感染	腹水原为漏出液，出现下述两条之一即可诊断： 1. 腹水检查变为渗出液。 2. 腹水不易消除，出现腹痛、腹部压痛或反跳痛。腹水常规检查白细胞 $>200\times10^6$/L，中性粒细胞 >25%	在临床诊断的基础上，腹水细菌培养阳性	—

续表

系统/部位感染		临床诊断	病原学诊断	说明
（五）中枢神经系统	1. 细菌性脑膜炎、脑室炎	符合下述三条之一即可诊断： 1. 发热、颅高压症状（头痛、呕吐、婴儿前囟张力高、意识障碍）之一、脑膜刺激征（颈抵抗，布、克氏征阳性，角弓反张）之一、脑脊液（CSF）炎性改变。 2. 发热、颅高压症状、脑膜刺激征、脑脊液白细胞水平轻至中度升高，或经抗菌药物治疗后症状和体征消失，脑脊液恢复正常。 3. 在应用抗生素过程中，出现发热、不典型颅高压症状和体征、脑脊液白细胞水平轻度增多，并具有下列情况之一： （1）脑脊液中抗特异性病原体的 IgM 达诊断标准，或 IgG 呈 4 倍升高，或脑脊液涂片找到病原菌。 （2）有颅脑侵袭性操作（如颅脑手术、颅内穿刺、颅内植入物）史，或颅脑外伤或腰椎穿刺史。 （3）脑膜附近有感染灶（如头皮切口感染、颅骨骨髓炎等）或有脑脊液漏者。 （4）新生儿血培养阳性	在临床诊断的基础上，符合下述三条之一即可诊断： 1. 脑脊液中培养出病原菌。 2. 脑脊液病原微生物免疫学检测阳性。 3. 脑脊液涂片找到病原菌	1. 一岁以内婴儿有发热（>38 ℃）或低体温（<36 ℃），出现意识障碍、呼吸暂停或抽搐，如无其他原因可解释，应疑有脑膜炎并及时进行相关检查。 2. 老年人反应性低，可仅有嗜睡、意识活动减退、定向困难表现，应及时进行相关检查。 3. 细菌性脑膜炎与创伤性脑膜炎、脑瘤脑膜反应的区别要点是脑脊液糖量降低、C 反应蛋白增高等
	2. 颅内脓肿（包括脑脓肿、硬膜下和硬膜外脓肿等）	符合下述两条之一即可诊断： 1. 发热、颅高压症状之一、颅内占位体征（功能区定位征），并具有以下影像学检查证据之一： （1）CT 扫描。 （2）脑血管造影。 （3）磁共振扫描。 （4）核素扫描。 2. 外科手术证实	在临床诊断的基础上，穿刺脓液或组织活检找到病原菌，或细菌培养阳性	—

续表

系统/部位感染		临床诊断	病原学诊断	说明
（五）中枢神经系统	3. 椎管内感染	符合下述两条之一即可诊断： 1. 发热、有神经定位症状和体征或局限性腰背痛和脊柱运动受限，并具有下列情况之一： （1）棘突及棘突旁有剧烈压痛及叩击痛。 （2）神经根痛。 （3）完全或不完全脊髓压迫症。 （4）检查证实：脊髓CT、椎管内碘油造影、磁共振、X线平片、脑脊液蛋白及白细胞增加并且奎氏试验有部分或完全性椎管梗阻。 2. 手术证实	手术引流液细菌培养阳性	1. 并发脑膜炎的椎管内感染，归入细菌性脑膜炎统计报告。 2. 此类医院感染少见，多发生于败血症、脊柱邻近部位有炎症、脊柱外伤或手术有高位椎管麻醉史者。 3. 应排除败血症的转移性病灶或脊柱及其临近部位炎症的扩散所致
（六）泌尿系统	泌尿系统感染	病人出现尿频、尿急、尿痛等尿路刺激症状，或有下腹触痛、肾区叩痛，伴或不伴发热，并具有下列情况之一： 1. 尿检白细胞男性≥5个/高倍视野，女性≥10个/高倍视野，插导尿管病人应结合尿培养。 2. 临床已诊断为泌尿道感染，或抗菌治疗有效而认定的泌尿道感染	在临床诊断的基础上，符合下述四条之一即可诊断： 1. 清洁中段尿或导尿留取尿液（非留置导尿）培养革兰氏阳性球菌数≥10^4 cfu/ml、革兰氏阴性菌数≥10^5 cfu/ml。 2. 耻骨联合上膀胱穿刺留取尿液培养细菌数≥10^3 cfu/ml。 3. 新鲜尿液标本经离心应用相差显微镜检查（1×400），在30个视野中有半数视野见到细菌。 4. 无症状性菌尿症：病人虽然无症状，但在近期（通常为1周）有内镜检查或留置导尿史，尿液培养革兰氏阳性球菌数≥10^4 cfu/ml、革兰氏阴性菌数≥10^5 cfu/ml，应视为泌尿系统感染	1. 非导尿或穿刺尿液标本细菌培养结果为两种或两种以上细菌，需考虑污染可能，建议重新留取标本送检。 2. 尿液标本应及时接种。若尿液标本在室温下放置超过2小时，即使其接种培养结果细菌数≥10^4 cfu/ml或10^5 cfu/ml，亦不应作为诊断依据，应予重新留取标本送检。 3. 影像学、手术、组织病理学或其他方法证实的，可定位的泌尿系统（如肾、肾周围组织、输尿管、膀胱、尿道）感染，报告时应分别标明

续表

系统/部位感染		临床诊断	病原学诊断	说明
（七）手术部位	1. 表浅手术切口感染	具有下述两条之一即可诊断： 1. 表浅切口有红、肿、热、痛，或有脓性分泌物。 2. 临床医师诊断的表浅切口感染	在临床诊断的基础上细菌培养阳性	仅限于切口涉及的皮肤和皮下组织，感染发生于术后 30 天内。 1. 创口包括外科手术切口和意外伤害所致伤口，为避免混乱，不用“创口感染”一词，与伤口有关感染参见皮肤软组织感染诊断标准。 2. 切口缝合针眼处有轻微炎症和少许分泌物不属于切口感染。 3. 切口脂肪液化，液体清亮，不属于切口感染
	2. 深部手术切口感染	符合定义规定，并具有下述四条之一即可诊断： 1. 从深部切口引流出或穿刺抽到脓液，感染性手术后引流液除外。 2. 自然裂开或由外科医师打开的切口，有脓性分泌物或有发热≥38 ℃，局部有疼痛或压痛。 3. 再次手术探查、经组织病理学或影像学检查发现涉及深部切口脓肿或其他感染证据。 4. 临床医师诊断的深部切口感染	在临床诊断的基础上细菌培养阳性	定义：无植入物手术后 30 天内、有植入物（如人工心瓣膜、人造血管、机械心脏、人工关节等）术后 1 年内发生的与手术有关并涉及切口深部软组织（深筋膜和肌肉）的感染
	3. 器官（或腔隙）感染	符合定义规定，并具有下述三条之一即可诊断： 1. 引流或穿刺有脓液。 2. 再次手术探查、经组织病理学或影像学检查发现涉及器官（或腔隙）感染的证据。 3. 临床医师诊断的器官（或腔隙）感染	在临床诊断的基础上细菌培养阳性	定义：无植入物手术后 30 天内、有植入物手术后 1 年内发生的与手术有关（除皮肤、皮下、深筋膜和肌肉以外）的器官（或腔隙）感染。 1. 临床和（或）有关检查显示典型的手术部位感染，即使细菌培养阴性，亦可以诊断。 2. 手术切口浅部和深部均有感染时，仅需报告深部感染。 3. 经切口引流所致器官（或腔隙）感染，不需再次手术者，应视为深部切口感染

续表

系统/部位感染		临床诊断	病原学诊断	说明
（八）皮肤和软组织	1. 皮肤感染	符合下述两条之一即可诊断： 1. 皮肤有脓性分泌物、脓疱、疖肿等。 2. 病人有局部疼痛或压痛，局部红肿或发热，无其他原因解释	在临床诊断的基础上，符合下述两条之一即可诊断： 1. 从感染部位的引流物或抽吸物中培养出病原菌。 2. 血液或感染组织特异性病原菌抗原检测阳性	—
	2. 软组织感染	符合下述三条之一即可诊断： 1. 从感染部位引流出脓液。 2. 外科手术或组织病理学检查证实有感染。 3. 病人有局部疼痛或压痛、局部红肿或发热，无其他原因解释	在临床诊断的基础上，符合下述两条之一即可诊断： 1. 血液特异性病原菌抗原检测阳性，或血清 IgM 抗体效价达到诊断水平，或双份血清 IgG 呈 4 倍升高。 2. 从感染部位的引流物或组织中培养出病原菌	软组织感染包括：坏死性筋膜炎、感染性坏疽、坏死性蜂窝组织炎、感染性肌炎、淋巴结炎及淋巴管炎
	3. 褥疮感染	褥疮局部红、压痛或褥疮边缘肿胀，并有脓性分泌物	在临床诊断的基础上分泌物培养阳性	褥疮感染包括：褥疮浅表部感染和深部组织感染
	4. 烧伤感染	烧伤表面的形态或特点发生变化，如焦痂迅速分离，焦痂变成棕黑、黑或紫罗兰色，烧伤边缘水肿。同时具有下述两条之一即可诊断： 1. 创面有脓性分泌物。 2. 病人出现发热 >38 ℃或低体温 <36 ℃，合并低血压	在临床诊断的基础上，符合下述两条之一即可诊断： 1. 血液培养阳性并排除其他部位感染。 2. 烧伤组织活检显示微生物向临近组织浸润	1. 单纯发热不能诊断为感染，因为发热可能是组织损伤的结果或病人在其他部位有感染。 2. 移植的皮肤发生排斥反应并伴有感染临床证据（炎症或脓液），视为医院感染。 3. 供皮区感染属烧伤感染
	5. 乳腺脓肿或乳腺炎	符合下述三条之一即可诊断： 1. 红、肿、热、痛等炎症表现或伴有发热，排除授乳妇女的乳汁淤积。 2. 外科手术证实。 3. 临床医师诊断的乳腺脓肿	在临床诊断的基础上引流物或针吸物培养阳性	—

续表

系统/部位感染		临床诊断	病原学诊断	说明
（八）皮肤和软组织	6. 脐炎	新生儿脐部有红肿或有脓性渗出物	在临床诊断的基础上，符合下述两条之一即可诊断： 1. 引流物或针吸物培养阳性。 2. 血液培养阳性，并排除其他部位感染	与脐部插管有关的脐动静脉感染应归于心血管系统感染
	7. 婴儿脓疱病	符合下述两条之一即可诊断： 1. 皮肤出现脓疱。 2. 临床医师诊断为脓疱病	在临床诊断的基础上分泌物培养阳性	—
（九）骨、关节	1. 关节和关节囊感染	符合下述两条之一即可诊断： 1. 病人有下列症状或体征中的两项且无其他原因可以解释：关节疼痛、肿胀、触痛、发热、渗出或运动受限，并合并下列情况之一： （1）关节液检验发现白细胞。 （2）关节液的细胞组成及化学检查符合感染且不能用风湿病解释。 （3）有感染的影像学证据。 2. 外科手术或组织病理学检查发现关节或关节囊感染的证据	符合下述两条之一即可诊断： 1. 关节液或滑囊活检培养出病原菌。 2. 在临床诊断的基础上，关节液革兰染色发现病原菌	—
	2. 骨髓炎	符合下述两条之一即可诊断： 1. 病人有下列症状或体征中的两项且无其他原因可以解释：发热（>38 ℃）、局部肿块、触痛、发热或感染灶有引流物，并有感染的影像学证据。 2. 外科手术或组织病理学检查证实	符合下述两条之一即可诊断： 1. 骨髓培养出病原菌。 2. 在临床诊断的基础上，血液培养病原菌或血液中查出细菌抗体（如流感嗜血杆菌、肺炎链球菌），并排除其他部位感染	—

续表

系统/部位感染		临床诊断	病原学诊断	说明
（九）骨、关节	3. 椎间盘感染	符合下述三条之一即可诊断： 1. 病人无其他原因解释的发热或椎间盘疼痛，并有感染的影像学证据。 2. 外科手术或组织病理学检查发现椎间盘感染的证据。 3. 手术切下或针吸的椎间盘组织证实有感染	在临床诊断的基础上，符合下述两条之一即可诊断： 1. 感染部位组织中培养出病原菌。 2. 血或尿中检出抗体（如流感嗜血杆菌、肺炎链球菌、脑膜炎球菌或 B 族链球菌），并排除其他部位感染	—
（十）生殖道	1. 外阴切口感染	符合定义规定，并有下述两条之一即可诊断： 1. 外阴切口有红、肿、热、痛或有脓性分泌物。 2. 外阴切口有脓肿	在临床诊断的基础上细菌培养阳性	定义：经阴道分娩，病人外阴切口感染发生于产后 2 周内。 1. 外阴切口含会阴切开或会阴裂伤缝合术。 2. 切口缝合针眼处有轻微炎症和少许分泌物不属于外阴切口感染
	2. 阴道穹隆部感染	符合下述两条之一即可诊断： 1. 子宫切除术后，病人阴道残端有脓性分泌物。 2. 子宫切除术后，病人阴道残端有脓肿	在临床诊断的基础上细菌培养阳性	阴道穹隆部感染仅指子宫全切术后阴道残端部位感染
	3. 急性盆腔炎	符合下述两条之一即可诊断： 1. 有下列症状或体征且无其他原因可以解释：发热、恶心、呕吐、下腹痛或触痛、尿频、尿急或腹泻、里急后重、阴道分泌物增多呈脓性。 2. 后穹隆或腹腔穿刺有脓液	在临床诊断的基础上宫颈管分泌物细菌培养阳性	仅限于入院 48 小时后，或有宫腔侵袭性操作、自然分娩 24 小时后出院 1 周内发生者
	4. 子宫内膜炎	发热或寒战，下腹痛或压痛，不规则阴道流血或恶露有臭味	在临床诊断的基础上，宫腔刮出子宫内膜病理学检查证实或分泌物细菌培养阳性	1. 入院时，病人无羊水感染，羊膜破裂时间不超过 48 小时。 2. 子宫内膜炎仅包括早孕流产、中孕引产、分娩 1 周内

续表

系统/部位感染		临床诊断	病原学诊断	说明
（十）生殖道	5. 男女性生殖道的其他感染	符合下述两条之一即可诊断： 1. 病人有下列症状或体征中的两项且无其他原因可以解释：发热、局部疼痛、触痛或尿痛，并有影像学证实或病理学证实。 2. 外科手术或组织病理学发现感染部位脓肿或其他感染的证据	符合下述两条之一即可诊断： 1. 从感染部位的组织或分泌物中培养出病原菌。 2. 在临床诊断的基础上血液中培养出病原菌	—
（十一）口腔	口腔感染	符合下述三条之一即可诊断： 1. 口腔组织中有脓性分泌物。 2. 通过外科手术或组织病理学检查而证实的口腔感染或脓肿。 3. 临床医师诊断的感染并采用口腔抗真菌治疗	在临床诊断的基础上，符合下述五条之一即可诊断： 1. 革兰染色检出病原菌。 2. 氢氧化钾染色阳性。 3. 黏膜刮屑显微镜检有多核巨细胞。 4. 口腔分泌物抗原检测阳性。 5. IgM 抗体效价达诊断水平或双份血清 IgG 呈 4 倍增加	原发性单纯疱疹应属于此类感染
（十二）其他部位	其他部位感染	—	—	涉及多个器官或系统，而又不适合归于某系统的感染。通常为病毒感染，如麻疹、风疹、传染性单核细胞增多症。病毒性皮疹也应列入此类，如单纯疱疹、水痘、带状疱疹等

注：主要参考《关于印发医院感染诊断标准（试行）的通知》（卫医发〔2001〕2 号）。

（2）重点部位感染的监测。

①成人及 12 岁以上儿童呼吸机相关性肺炎（ventilator associated pneumonia，VAP）判断标准见图 1。

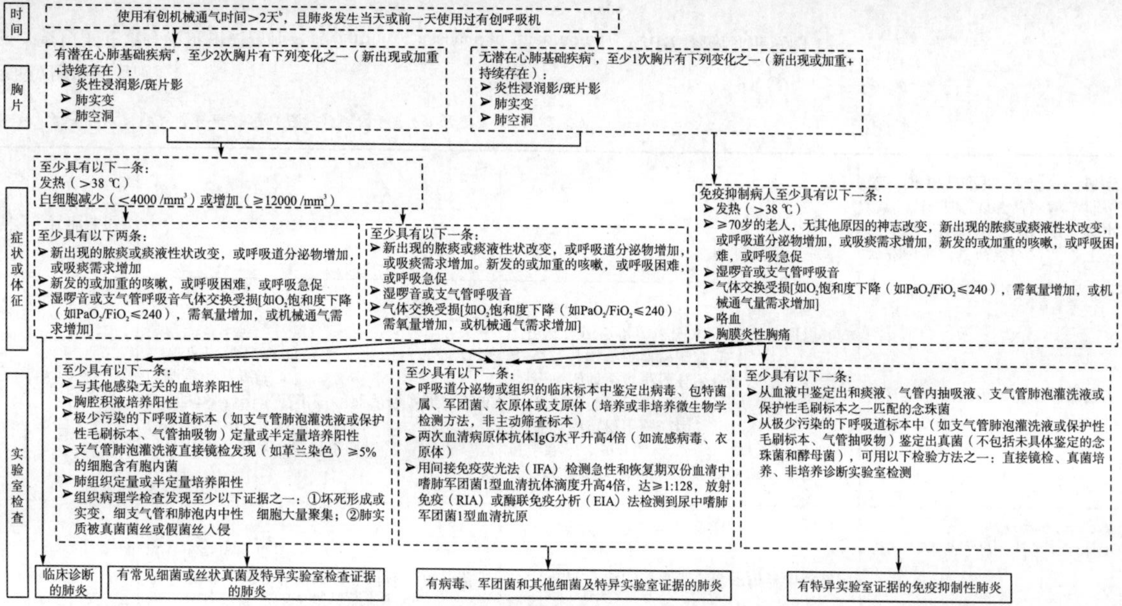

图 1　呼吸机相关性肺炎判断标准（成人及 12 岁以上儿童）[a]

注：[a] VAP 判断标准基于《美国国家医疗安全网医院感染监测指南（2020 版）》制定。

[b]天为日历日，0 至 24 时中任何时间点开始都记为 1 天，病人开始使用有创机械通气当天为第 1 天；如果病人转入本科室时已使用机械通气，则转入本科室当天算作机械通气的第 1 天；如果病人带呼吸机转出至其他科室，则在其他科室 2 天内发生的肺炎也算作本科室的 VAP。

[c]心肺基础疾病见表 5。

②小儿 VAP 判断标准（0~12 岁）见图 2。

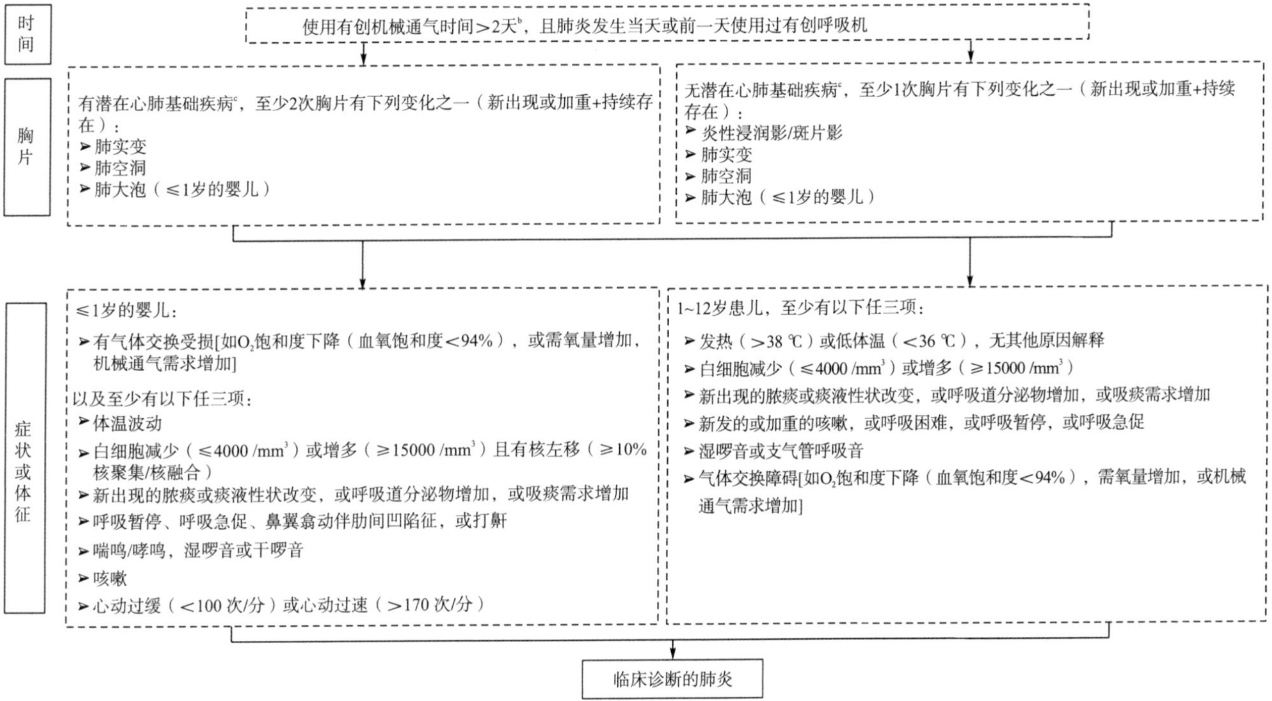

图 2　小儿呼吸机相关性肺炎判断标准（0~12 岁）[a]

注：[a]小儿 VAP 判断标准基于《美国国家医疗安全网医院感染监测指南（2020 版）》制定。

[b]天为日历日，0 至 24 时中任何时间点开始都记为 1 天，病人开始使用有创机械通气当天为第 1 天；如果病人转入本科室时已使用机械通气，则转入本科室当天算作机械通气的第 1 天；如果病人带呼吸机转出至其他科室，则在其他科室 2 天内发生的肺炎也算作本科室的 VAP。

[c]心肺基础疾病见表 5。

表 5　心肺基础疾病列表

心肺基础疾病	呼吸窘迫综合征
	支气管肺发育异常
	肺水肿
	慢性阻塞性肺疾病
	慢性支气管炎
	肺癌
	肺结核
	支气管扩张
	支气管哮喘
	间质性肺疾病
	慢性肺源性心脏病
	充血性心力衰竭

③中央导管相关血流感染（central line－associated bloodstream infection，CLABSI）判断标准见图 3。

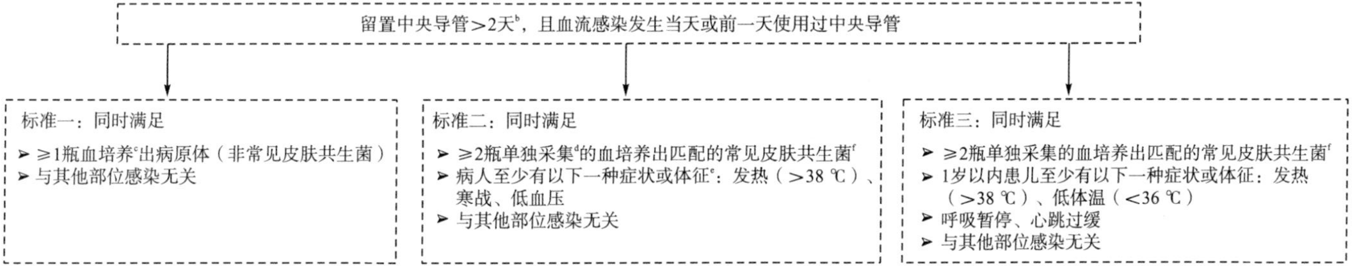
留置中央导管＞2天[b]，且血流感染发生当天或前一天使用过中央导管
标准一：同时满足
➢ ≥1瓶血培养[c]出病原体（非常见皮肤共生菌）
➢ 与其他部位感染无关
标准二：同时满足
➢ ≥2瓶单独采集[d]的血培养出匹配的常见皮肤共生菌[f]
➢ 病人至少有以下一种症状或体征[e]：发热（＞38 ℃）、寒战、低血压
➢ 与其他部位感染无关
标准三：同时满足
➢ ≥2瓶单独采集的血培养出匹配的常见皮肤共生菌[f]
➢ 1岁以内患儿至少有以下一种症状或体征：发热（＞38 ℃）、低体温（＜36 ℃）
➢ 呼吸暂停、心跳过缓
➢ 与其他部位感染无关

图 3　中央导管相关血流感染判断标准[a]

注：[a] CLABSI 判断标准基于《美国国家医疗安全网医院感染监测指南（2020 版）》制定。

[b] 天为日历日，0 至 24 时中任何时间点开始都记为 1 天，病人开始使用中央导管当天为第 1 天；如果病人转入本科室时已使用中央导管，则转入本科室当天算作使用中央导管的第 1 天；如果病人带中央导管转出至其他科室，则在其他科室 2 天内发生的 CLABSI 也算作本科室的 CLABSI。

[c] 导管血和外周血均可，但不包括导管尖端；多根导管时不需要确定具体与哪根导管相关。

[d] 单独采集指两次消毒程序采集，可以是不同部位/不同时间（同一天或者连续日期内）。

[e] 标准二和标准三中的症状或体征指发生在首次阳性采样日期的前后各 3 天内的症状或体征。

[f] 常见皮肤共生菌见表 6。

表 6　血流感染相关病原体列表

分类	微生物
常见皮肤共生菌	类白喉杆菌（棒状杆菌属）
	芽孢杆菌（非炭疽芽孢杆菌）
	丙酸杆菌
	凝固酶阴性葡萄球菌（包括表皮葡萄球菌）
	草绿色链球菌
	气球菌属
	微球菌属
	红球菌属
非血流感染病原体	寄生虫和病毒
	弯曲杆菌
	沙门菌
	志贺菌
	李斯特菌
	弧菌
	耶尔森菌
	艰难梭菌
	肠出血性大肠杆菌
	囊胚菌
	组织浆菌
	球孢子菌
	副球孢子菌
	隐球菌
	肺孢子菌（通常导致社区获得性感染）
血流感染病原体	以上皮肤共生菌和非病原体以外的微生物

④导尿管相关尿路感染（catheter−associated urinary tract infection，CAUTI）判断标准见图 4。

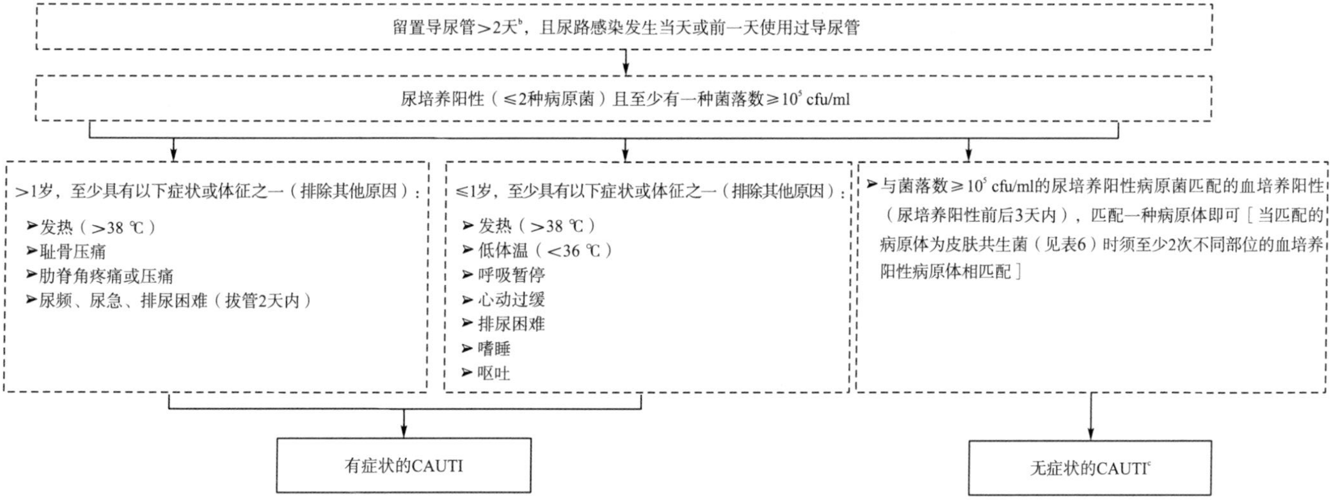
留置导尿管＞2天[b]，且尿路感染发生当天或前一天使用过导尿管
尿培养阳性（≤2种病原菌）且至少有一种菌落数≥10^5 cfu/ml
＞1岁，至少具有以下症状或体征之一（排除其他原因）：
➤发热（＞38 ℃）
➤耻骨压痛
➤肋脊角疼痛或压痛
➤尿频、尿急、排尿困难（拔管2天内）
≤1岁，至少具有以下症状或体征之一（排除其他原因）：
➤发热（＞38 ℃）
➤低体温（＜36 ℃）
➤呼吸暂停
➤心动过缓
➤排尿困难
➤嗜睡
➤呕吐
➤与菌落数≥10^5 cfu/ml的尿培养阳性病原菌匹配的血培养阳性（尿培养阳性前后3天内），匹配一种病原体即可［当匹配的病原体为皮肤共生菌（见表6）时须至少2次不同部位的血培养阳性病原体相匹配］
有症状的CAUTI
无症状的CAUTI[c]

图 4　导尿管相关尿路感染判断标准[a]

注：[a] CAUTI 定义及判断标准基于《美国国家医疗安全网医院感染监测指南（2020 版）》制定。

[b] 天为日历日，0 至 24 时中任何时间点开始都记为 1 天，病人开始使用尿管当天为第1 天；如果病人转入本科室时已使用尿管，则转入本科室当天算作使用尿管的第 1 天；如果病人带尿管转出至其他科室，则在其他科室 2 天内发生的 CAUTI 也算作本科室的 CAUTI。

[c] 无症状菌尿：无症状但有病原学证据的尿路感染。《美国国家医疗安全网医院感染监测指南（2020 版）》中指尿培养阳性（菌落数≥10^5 cfu/ml），且其病原体与尿培养采样前后 3 天内血培养的病原体匹配；我国 2001 年的《医院感染诊断标准（试行）》中指病人虽然无症状，但在近期（通常为 1 周）有内镜检查或留置导尿史，尿液培养革兰氏阳性球菌≥10^4 cfu/ml、革兰氏阴性菌≥10^5 cfu/ml，也应视为泌尿系统感染。

⑤血透事件相关定义（见表 7）。

表 7　血透事件相关定义

名称	内容
血透事件（dialysis event）[a]	共包括： 1. 静脉使用抗菌药物。 2. 血培养阳性。 3. 血管通路部位出现脓、红或肿胀加剧。 4. 血管穿刺部位感染。 5. 血流感染。 6. 血管通路相关性血流感染。 7. 血管通路感染。 其中 4 至 7 项由 1 至 3 项推导而来
1. 静脉使用抗菌药物（IV antimicrobial start）	在门诊血透期间所使用的抗细菌/真菌药物（不包括抗病毒药物），无论治疗时间和用药的目的如何（即无论使用抗菌药物是否与血透有关）。 注：应注意遵循 21 天原则[b]
2. 血培养阳性（positive blood culture）	包括门诊期间、由门诊转为住院后 1 天内（即住院当天和住院的第 2 天）任何血培养阳性（包括怀疑为污染）
3. 血管通路部位出现脓、红、肿胀加剧（pus，redness，or increased swelling at vascular access site）	血管通路部位出现脓、红或肿胀加剧
4. 血管穿刺部位感染（local access site infection，LASI）	也就是 3（血管通路部位出现脓、红、肿胀加剧），但未发生血流感染
5. 血流感染（bloodstream infection，BSI）	也就是 2（血培养阳性），但排除污染
6. 血管通路相关性血流感染（access－related bloodstream infection，ARBSI）	也就是 5（血流感染），但与血管通路部位有关或来源不明
7. 血管通路感染（vascular access infection，VAI）	也就是 4（血管穿刺部位感染）或者 6（血管通路相关性血流感染）

注：[a]本定义来源于 Dialysis Event Surveillance Protocol。网址为 https://www.cdc.gov/nhsn/pdfs/pscmanual/8pscdialysiseventcurrent.pdf.

[b]21 天原则（21 days rule）：指两次相同类型的血透事件发生时间间隔≥21 天，才能认为是两个不同事件，反之，如果<21 天，应考虑为一次事件。如静脉使用抗菌药物：第一种抗菌药物使用时间≥21 天后更换第二种抗菌药物时，才能认为是两个不同事件。抗菌药物使用时间<21 天，停用后又重新使用，应该考虑为一次事件。如果病人现在所用抗菌药物是从住院开始连续使用，应把住院期间抗菌药物开始使用的日期作为门诊血透的抗菌药物首次使用日期。又如血培养结果的日期应为血培养收集的日期。如果两次血培养结果不同，两次报告间隔<21 天，仍然认为是一次事件。本原则适用于当月以及跨月发生的血透事件。

⑥血透事件中血培养微生物来源的判断标准（见表 8）。

表 8　血透事件中血培养微生物来源的判断标准

来源		依据
血管通路		血管通路感染有明显证据且考虑血培养中生长的微生物来源于血管通路感染
非血管通路（以下任一情况）	其他部位感染	其他部位（如腿部感染的伤口）标本培养出与血培养相同的微生物，考虑血培养阳性来源于其他部位感染。或者其他部位没有做培养，但有明显的感染证据，考虑血培养中生长的微生物来源于其他部位感染
	污染	血培养结果分离出的微生物可能为污染，需临床医师或医院感染防控专职人员依据临床表现和微生物学特点进行判断。目前尚无统一可靠的标准以判断血培养结果是否为污染，但如果微生物为常见的皮肤共生菌（见表 6），且仅由一套血培养中分离出来，则是污染的可能性更大
	不确定	仅适用于没有充分证据满足以上任何情况时

⑦血透事件监测指标（见表 9）。

表 9　血透事件监测指标

指标	公式
血透事件例数	＝静脉使用抗菌药物例数＋血培养阳性例数＋血管穿刺部位感染例数
血管通路感染例数	＝血管穿刺部位感染例数＋血管通路相关性血流感染例数
患者总数	＝每月血透患者例数
血透事件发生率	$=\frac{\text{血透事件例数}}{\text{患者总数}}\times 100\%$
静脉抗菌药物使用率	$=\frac{\text{静脉使用抗菌药物例数}}{\text{患者总数}}\times 100\%$
血培养阳性率	$=\frac{\text{血培养阳性例数}}{\text{患者总数}}\times 100\%$

续表

指标	公式
血管通路相关性血流感染率	$=\frac{\text{血管通路相关性血流感染例数}}{\text{患者总数}}\times100\%$
通路拔除率	$=\frac{\text{通路拔除例数}}{\text{患者总数}}\times100\%$
住院发生率	$=\frac{\text{住院发生例数}}{\text{患者总数}}\times100\%$
死亡发生率	$=\frac{\text{死亡发生例数}}{\text{患者总数}}\times100\%$

4. 消毒器械审核要求

（1）消毒药剂审核证件清单及要点（见表 10）。

表 10　消毒药剂审核证件清单及要点

	“三新”产品	非“三新”产品	审核要点
生产企业	卫生许可证（进口产品无）、营业执照		产品是否在所批准的生产类别内，审核该企业的营业期限和经营范围，并戳经销企业的公章
产品	卫生许可批件	消毒产品卫生安全评价报告及备案凭证	消毒产品安全评价报告内容是否齐全，其中的检验报告是否有效（检验机构需通过实验室资质认定）、检验项目是否齐全等。进口产品还包括所在国允许销售的资质、公证书及授权
经营企业	营业执照、各级授权书（生产企业对经营企业、经营企业对销售人员）		授权书：重点关注授权销售产品范围、授权销售地区、有效期

注：1. 审核要点还包括各类证件是否在有效期内。

2. “三新”产品：利用新材料、新工艺技术和新杀菌原理生产的消毒剂和消毒器械。

（2）医疗器械审核证件清单及要点（见表11）。

表11　医疗器械审核证件清单及要点

	第一类（审批部门）	第二类（审批部门）	第三类（审批部门）	注意事项
生产企业（进口产品无）	生产备案凭证（市级负责食品药品监督管理的部门）	生产许可证（省、自治区、直辖市负责食品药品监督管理的部门）		产品是否在所批准的生产类别内
	营业执照			—
医疗器械	备案凭证（市级负责食品药品监督管理的部门）	注册证（省、自治区、直辖市负责食品药品监督管理的部门）	注册证（国家负责食品药品监督管理的部门）	1. 备案凭证、注册证审批部门是否与产品类别相符 2. 可登录国家药品监督管理局网站（https://www.nmpa.gov.cn）查验备案凭证、注册证
经营企业	—	备案凭证（市级负责食品药品监督管理的部门）	经营许可证（市级负责食品药品监督管理的部门）	产品是否在证件所批经营范围内
	营业执照、各级授权书（生产企业对经营企业、经营企业对销售人员）			授权书：重点关注授权销售产品范围、授权销售地区、有效期

注：1. 审核要点还包括各类证件是否在有效期内。

2. 国家对医疗器械按照风险程度实行分类管理。第一类是风险程度低，实行常规管理可以保证其安全、有效的医疗器械。第二类是具有中度风险，需要严格控制管理以保证其安全、有效的医疗器械。第三类是具有较高风险，需要采取特别措施严格控制管理以保证其安全、有效的医疗器械。

5. 法定传染病管理

(1) 法定传染病和部分其他传染病分类、传播途径及报告时限（见表12）。

表 12　法定传染病和部分其他传染病分类、传播途径及报告时限

编号	传染病分类	法定报告传染病名称及分类		病例分类[c]					主要传播途径[d]				报告时限
				确诊病例	临床诊断病例	疑似病例	病原携带者	阳性检测者	空气	飞沫	接触	生物媒介	
1	甲类	鼠疫	/	√		√				√	√	√	2 小时内
2	甲类	霍乱	/	√	√	√	√				√		2 小时内
3	乙类	新型冠状病毒肺炎	/	√		√		√		√	√		2 小时内（按甲类管理）
4	乙类	传染性非典型肺炎	/	√	√	√				√	√		2 小时内（按甲类管理）
5	乙类	艾滋病[b]	AIDS	√							√		24 小时内
			HIV 感染	√							√		
6	乙类	病毒性肝炎[b]	甲肝	√	√						√		24 小时
			乙肝	√		√					√		
			丙肝	√	√						√		
			丁肝	√		√					√		
			戊肝	√	√						√		
			病毒性肝炎未分型		√	√					√		
7	乙类	脊髓灰质炎	/	√	√	√	√			√	√		24 小时
8	乙类	人感染高致病性禽流感	/	√	√	√				√			24 小时
9	乙类	麻疹	/	√	√	√				√			24 小时

续表

编号	传染病分类	法定报告传染病名称及分类		病例分类[c]					主要传播途径[d]				报告时限
				确诊病例	临床诊断病例	疑似病例	病原携带者	阳性检测者	空气	飞沫	接触	生物媒介	
10	乙类	流行性出血热	/	√	√	√				√	√		24 小时
11	乙类	狂犬病	/	√	√						√		24 小时
12	乙类	流行性乙型脑炎	/	√	√	√						√	24 小时
13	乙类	登革热	/	√	√	√						√	24 小时
14	乙类	炭疽	肺炭疽	√	√	√				√	√		2 小时内（按甲类管理）
			皮肤炭疽	√	√	√				√	√		24 小时
			肠炭疽	√	√	√				√	√		
			脑膜炎型炭疽										
			败血症型炭疽										
15	乙类	细菌性和阿米巴性痢疾	细菌性痢疾	√	√	√					√		24 小时
			阿米巴性痢疾	√	√	√					√		
16	乙类	肺结核[b]	肺结核利福平耐药	√									24 小时
			肺结核病原学阳性	√					√				
			肺结核病原学阴性		√								
			肺结核无病原学结果		√	√							
17	乙类	伤寒和副伤寒	伤寒	√	√	√					√		24 小时
			副伤寒	√	√	√					√		

续表

编号	传染病分类	法定报告传染病名称及分类		病例分类[c]					主要传播途径[d]				报告时限
				确诊病例	临床诊断病例	疑似病例	病原携带者	阳性检测者	空气	飞沫	接触	生物媒介	
18	乙类	流行性脑脊髓膜炎	/	√	√	√				√			24 小时
19	乙类	百日咳	/	√	√	√				√			24 小时
20	乙类	白喉	/	√	√	√				√			24 小时
21	乙类	新生儿破伤风	/	√	√	√					√		24 小时
22	乙类	猩红热	/	√	√	√				√			24 小时
23	乙类	布鲁氏菌病	/	√	√	√					√		24 小时
24	乙类	淋病	/	√		√					√		24 小时
25	乙类	梅毒[b]	Ⅰ期梅毒	√		√					√		24 小时
			Ⅱ期梅毒	√		√					√		
			Ⅲ期梅毒	√		√					√		
			胎传梅毒	√		√					√		
			隐性梅毒	√		√					√		
26	乙类	钩端螺旋体病	/	√		√					√		24 小时
27	乙类	血吸虫病[b]	急性血吸虫病	√	√	√					√		24 小时
			慢性血吸虫病	√	√						√		
			晚期血吸虫病	√	√						√		

续表

编号	传染病分类	法定报告传染病名称及分类		病例分类[c]					主要传播途径[d]				报告时限
				确诊病例	临床诊断病例	疑似病例	病原携带者	阳性检测者	空气	飞沫	接触	生物媒介	
28	乙类	疟疾	间日疟	√	√							√	24 小时
			恶性疟	√	√							√	
			三日疟、卵型疟	√	√							√	
29	乙类	人感染 H7N9 禽流感	/	√	√	√				√	√		24 小时
30	丙类	流行性感冒	/	√	√	√				√	√		24 小时
31	丙类	流行性腮腺炎	/	√	√	√				√			24 小时
32	丙类	风疹	风疹、先天性风疹综合征	√	√	√					√		24 小时
33	丙类	急性出血性结膜炎	/	√	√	√					√		24 小时
34	丙类	麻风病	/	√		√					√		24 小时
35	丙类	流行性和地方性斑疹伤寒	/	√	√	√						√	24 小时
36	丙类	黑热病	/	√	√	√						√	24 小时
37	丙类	包虫病	/	√	√	√					√		24 小时
38	丙类	丝虫病	微丝蚴血症	√								√	24 小时
			急性丝虫病	√	√							√	
			慢性丝虫病	√	√							√	
39	丙类	除霍乱、细菌性和阿米巴性痢疾、伤寒和副伤寒以外的感染性腹泻	/	√	√						√		24 小时

续表

编号	传染病分类	法定报告传染病名称及分类		病例分类[c]					主要传播途径[d]				报告时限
				确诊病例	临床诊断病例	疑似病例	病原携带者	阳性检测者	空气	飞沫	接触	生物媒介	
40	丙类	手足口病	/	√	√					√	√		24 小时
41	其他传染病	水痘[e]	/	√	√	√			√				24 小时
42	其他传染病	埃博拉出血热[f]	/	√	√	√				√	√		2 小时
43	其他传染病	中东呼吸综合征	/	√	√	√		√		√	√		2 小时
44	其他传染病	寨卡病毒病	/	√	√	√						√	2 小时
45	其他传染病	急性弛缓性麻痹（AFP 病例）	/		√								24 小时

注：主要参考《中华人民共和国传染病防治法》《全国传染病信息报告管理工作技术指南（2016 版）》。

[b]在做出艾滋病、乙肝、丙肝、肺结核、梅毒、血吸虫病等慢性传染病诊断时，如已知该患者本次病程曾经作出诊断并被报告过，则可不再进行报告；如对该患者的报告情况不清楚，仅对首次就诊进行一次性报告，再次就诊时诊断结果未发生变更则不再进行报告；跨年度的既往病例，如诊断变更或因该病死亡时应再次报告。

[c]在健康体检、术前检查、孕产妇产前检查及住院常规检查等时，筛查出的乙肝病毒、丙肝病毒、梅毒螺旋体等实验室血清抗体阳性结果者，但未经医生明确诊断或经医生诊断不符合传染病诊断标准的病例，不需报告。

[d]主要传播途径依据《医院隔离技术规范》（WS/T 311—2009）。主要传播途径并非所有可能的传播途径。

[e]水痘不属于甲乙丙中任何一类，但宜按照法定传染病进行报告。

[f]埃博拉出血热留观病例也应在 2 小时内报告。

（2）新型冠状病毒肺炎（简称“新冠肺炎”）的相关判断标准（见表 13）。

表 13　新型冠状病毒肺炎的相关判断标准

定义	内容
传染源	主要是新型冠状病毒感染的患者和无症状感染者
传播途径	经呼吸道飞沫和密切接触传播是主要的传播途径。接触病毒污染的物品也可造成感染
	在相对封闭的环境中长时间暴露于高浓度气溶胶情况下存在经气溶胶传播的可能
	由于在粪便、尿液中可分离到新型冠状病毒，应注意其对环境污染造成接触传播或气溶胶传播
易感人群	人群普遍易感。感染后或接种新型冠状病毒疫苗后可获得一定的免疫力，但持续时间尚不明确
流行病学史（符合任意一条即视为“有流行病学史”）	发病前 14 天内有病例或无症状感染者报告社区的旅行史或居住史
	发病前 14 天内与病例或无症状感染者有接触史
	发病前 14 天内曾接触过来自有病例或无症状感染者报告社区的发热和（或）有呼吸道症状的病例
	聚集性发病（14 天内在小范围如家庭、办公室、学校班级等场所，出现 2 例及以上发热和（或）呼吸道症状的病例）
临床表现	发热和（或）呼吸道症状等新冠肺炎相关临床表现
	具有新冠肺炎影像学特征
	发病早期白细胞总数正常或降低，淋巴细胞计数正常或减少
疑似病例（符合任意一条即视为“疑似病例”）	有流行病学史中的任何 1 条，且符合临床表现中任意 2 条
	无明确流行病学史的，符合临床表现中任意 2 条，同时新型冠状病毒特异性 IgM 抗体阳性
	无明确流行病学史的，符合临床表现中的 3 条

续表

定义	内容
确诊病例	疑似病例同时具备以下病原学或血清学证据之一者： 1. 实时荧光 RT—PCR 检测新型冠状病毒核酸阳性。 2. 病毒基因测序，与已知的新型冠状病毒高度同源。 3. 新型冠状病毒特异性 IgM 抗体和 IgG 抗体阳性。 4. 新型冠状病毒特异性 IgG 抗体由阴性转为阳性或恢复期 IgG 抗体滴度较急性期呈 4 倍及以上升高
无症状感染者	呼吸道等标本新型冠状病毒病原学检测呈阳性，无相关临床表现，如发热、干咳、咽痛等可自我感知或可临床识别的症状与体征，且 CT 影像学无新冠肺炎影像学特征者。 包括两种情形：一是经 14 天的医学隔离观察，均无任何可自我感知或可临床识别的症状与体征；二是处于潜伏期的“无症状感染”状态
密切接触者	疑似病例和确诊病例症状出现前 2 天开始，或无症状感染者标本采样前 2 天开始，与其有近距离接触但未采取有效防护的人员
密切接触者的密切接触者（简称密接的密接）	密切接触者与病例或无症状感染者的首次接触（病例发病前 2 天或无症状感染者标本采样前 2 天至被隔离管理前这段时间内，密切接触者与病例或无症状感染者的第一次接触）至该密切接触者被隔离管理前，与密切接触者有共同居住生活、同一密闭环境工作、聚餐和娱乐等近距离接触但未采取有效防护的人员
一般接触者	与疑似病例、确诊病例和无症状感染者在乘坐飞机、火车和轮船等同一交通工具，共同生活、学习、工作以及诊疗过程中有过接触，但不符合密切接触者判定原则的人员

注：主要参考《新型冠状病毒肺炎防控方案（第七版）》。如有更新以最新版本为准。

（3）新冠肺炎采样方法。

①鼻咽拭子采样。

从鼻道内鼻腭处采样。采样者站在受检者侧方，且要求受检者下拉口罩仅露出鼻孔，一旦出现喷嚏反射，受检者可用手肘或纸巾遮挡。采样者不在受检者正前方的目的是降低暴露风险。按照“一插二停三旋转”的方法采样，具体见图 5。

一插：测量鼻尖到耳朵前部的距离，插入长度的一半，成人通常约为 4 厘米。（注意鼻尖到耳前距离为斜线，长于图示距离）

二停：停留 15～30 秒以吸收鼻咽部分泌物，具体根据受检者耐受程度而定，停留时间不低于 3 秒。

三旋转：将鼻咽拭子旋转 1 周再慢慢取出。

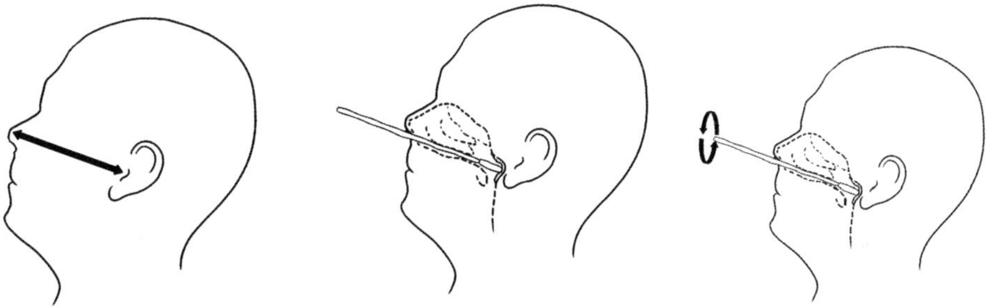

图 5　鼻咽拭子采样图

②口咽拭子采样。

从双侧咽扁桃体及咽后壁采样。嘱受检者取坐位或半坐卧位，头微仰、嘴张大，并把头部靠在墙上或抵于椅背上固定不动。用压舌板压住受检者舌头，嘱发长“啊”音。用采集棒在受检者双侧咽扁桃体部位做上、下三个来回的快速擦拭，在咽后壁做左、右三个来回的快速擦拭（见图 6）。其间避免接触舌头、牙齿、牙龈，如遇受检者不适，可退出，休息片刻后重试。

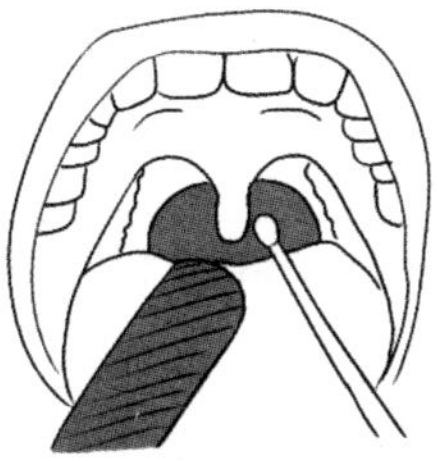

图 6　口咽拭子采样图

三、清洁消毒及效果监测

1. 环境卫生学消毒效果监测与报告（见表 14）

表 14　环境卫生学消毒效果监测与报告

样品种类	类别	采样时机	采样方法	检测方法	结果计算与报告	合格标准
空气	Ⅰ类环境	洁净系统自净后，从事医疗活动前	空气采样器法。 采样点：Ⅰ级手术室 13 点（手术区 5 点＋周边区 8 点），Ⅱ、Ⅲ级手术室 9 点（手术区 3 点＋周边区 6 点）。 采样量：Ⅰ级手术室手术区至少采集 1000 L，Ⅰ级手术室周边区和Ⅱ级手术室手术区至少采集 300 L，Ⅱ手术室周边区和Ⅲ级手术室手术区至少采集 200 L，Ⅲ级手术室周边区和Ⅳ级手术室至少采集 100 L。 采样高度：距地面 0.8～1.5 m	采样后的普通营养琼脂平皿（ϕ90 mm）置于（36±1)℃培养 24 h	菌落总数（cfu/m³）＝所有平皿菌落总数（cfu）/［采样速率（L/min）×采样时间（min)］×1000	Ⅰ级手术室手术区≤5 cfu/m³，周边区≤10 cfu/m³。 Ⅱ级手术室手术区≤25 cfu/m³，周边区≤50 cfu/m³。 Ⅲ级手术室手术区≤75 cfu/m³，周边区≤150 cfu/m³
			平板暴露法。 采样点：Ⅰ级手术室 21 点（手术区 13 点＋周边区 8 点）。 Ⅱ级手术室 10 点（手术区 4 点＋周边区 6 点）。 Ⅲ级手术室 9 点（手术区 3 点＋周边区 6 点）。 Ⅳ级手术室采样点数为$\sqrt{面积平米数}$。 采样时间：30 min。 采样高度：距地面 0.8～1.5 m		菌落总数［cfu/（暴露时间・皿)］＝所有平皿菌落总数（cfu）/平皿数（暴露时间・皿），结果四舍五入保留至小数点后 1 位	Ⅰ级手术室手术区≤0.2 cfu/（30 min・皿），周边区≤0.4 cfu/（30 min・皿）。 Ⅱ级手术室手术区≤0.8 cfu/（30 min・皿），周边区≤1.5 cfu/（30 min・皿）。 Ⅲ级手术室手术区≤2.0 cfu/（30 min・皿），周边≤4.0 cfu/（30 min・皿）。 Ⅳ级手术室≤6.0 cfu/（30 min・皿）
	Ⅱ、Ⅲ、Ⅳ类环境	消毒或规定的通风换气后、从事医疗活动前	平板暴露法。 采样点：室内面积≤30 m²，设内、中、外对角线 3 点；室内面积＞30 m²，设 4 角及中央 5 点。 采样时间：Ⅱ类环境暴露 15 min；Ⅲ、Ⅳ类环境暴露 5 min。 采样高度：距地面 0.8～1.5 m	采样后的普通营养琼脂平皿（ϕ90 mm）置于（36±1)℃培养 48 h		Ⅱ类环境≤4.0 cfu/（15 min・皿）。 Ⅲ、Ⅳ类环境≤4.0 cfu/（5 min・皿）
	储血冰箱	进行清洁消毒后	平板暴露法。 采样点：冷藏柜（室）上、中、下三层的中间位置共 3 点。 采样时间：10 min			＜8.0 cfu/（10 min・皿）
	生物安全柜	打开生物安全柜送风 30 min后	平板暴露法。 采样点：工作区对角线 4 角及中央共 5 点。 采样时间：30 min			≤1.0 cfu/（30 min・皿）
	洁净工作台	正常运行 10 min后				≤0.5 cfu/（30 min・皿）

续表

样品种类	类别	采样时机	采样方法	检测方法	结果计算与报告	合格标准
物体表面	平整物体表面	消毒处理后，从事医疗活动前	拭子涂抹法：用预湿的无菌拭子在规格板固定的采样面积（100 cm^2）内充分涂抹，将拭子头部折断入 10 ml 中和采样液	倾注培养法：将10 ml样品充分振荡洗脱，吸取 1 ml 接种无菌培养皿，倾注 45～50 ℃无菌普通营养琼脂 15～20 ml，混匀凝固后置（36±1）℃培养 48 h（使用中消毒液培养 72 h）	菌落总数（cfu/cm^2）＝每皿菌落数×10/100	Ⅰ类、Ⅱ类环境物体表面≤5 cfu/cm^2。 Ⅲ、Ⅳ类环境物体表面≤10 cfu/cm^2。 小件物体表面≤200 cfu/件
	非平整物体表面		拭子涂抹法：用预湿的无菌拭子充分涂抹约 100 cm^2，将拭子头部折断入 10 ml 中和采样液			
	小件物体表面		拭子涂抹法：用预湿的无菌拭子充分涂抹物体全部表面，将拭子头部折断入 10 ml 中和采样液		菌落总数（cfu/件）＝每皿菌落数×10	
医务人员手	卫生手	采取卫生手消毒后，接触患者或从事医疗活动前	拭子涂抹法：用预湿的无菌拭子涂抹双手指曲面，从指根到指端来回涂抹各两次，将拭子头部折断入 10 ml 中和采样液		菌落总数（cfu/cm^2）＝每皿菌落数×10/60	≤10 cfu/cm^2
	外科手	采取外科手消毒后，接触患者或从事医疗活动前				≤5 cfu/cm^2
使用中消毒液	使用中皮肤黏膜消毒液	开启使用中且在有效期内	无菌吸取 1 ml 消毒液，注入 9 ml 中和采样液（普通营养肉汤中和醇类和酚类消毒液，0.1%硫代硫酸钠中和含氯、含碘及过氧化物的消毒液，0.3%吐温 80＋0.3%卵磷脂中和氯己定和季铵盐类消毒液，0.3%甘氨酸中和醛类消毒液）		菌落总数（cfu/ml）＝每皿菌落数×10	≤10 cfu/ml，不得检出致病菌
	使用中其他消毒液					≤100 cfu/ml，不得检出致病菌
软式内镜	胃镜、肠镜、喉镜、纤维支气管镜等	清洗消毒后	冲洗法：取 50 ml 含相应中和剂的无菌洗脱液从活检口注入，冲洗内镜管路，并全量收集于无菌采样管	滤膜法：取 1 ml 洗脱液接种平皿，平行做 2 次，每皿倾注 45～50 ℃无菌普通营养琼脂 15～20 ml 混匀待凝；剩下的洗脱液采用滤膜全部过滤，将滤膜贴种于普通营养琼脂平板，（36±1）℃培养 48 h	滤膜法可数时：菌落总数（cfu/件）＝两平行平板的平均菌落数＋滤膜上的菌落数； 滤膜法不可数时：菌落总数（cfu/件）＝两平行平板的平均菌落数×50	≤20 cfu/件，不得检出致病菌

续表

样品种类	类别	采样时机	采样方法	检测方法	结果计算与报告	合格标准
医疗用水	透析液	生产或配制后、使用前	无菌抽取或接取水样 3～5 ml	细菌检测：吸取 1 ml 样品接种无菌培养皿，倾注 45～50 ℃无菌 R2A 琼脂 15～20 ml，混匀凝固后置(24±1)℃培养 7 天。内毒素检测参考试剂盒说明书进行	内毒素结果（EU/ml）由检测仪器自动换算而得；菌落总数（cfu/ml）＝每皿菌落数	透析液内毒素≤0.5 EU/ml。透析用水内毒素≤0.25 EU/ml。细菌总数≤100 cfu/ml
	透析用水					
	湿化水、口腔治疗用水等			细菌检测参考透析液细菌检测，培养 2 天即可		
	纯化水		无菌抽取或接取水样 100 ml	滤膜法检测同软式内镜检测方法	滤膜可数时：菌落总数(cfu/100 ml)＝两平行平板的平均菌落数＋滤膜上的菌落数；滤膜不可数时：菌落总数(cfu/100 ml)＝两平行平板的平均菌落数×100	细菌总数≤10 cfu/100 ml
医疗器材	高度危险医疗器材	灭菌处理后	可用破坏性方法取样的，参考《中华人民共和国药典》中“无菌检查法”进行；不可破坏性取样的，采用拭子涂抹法（同物体表面采样法），在环境洁净度 10000 级下的局部洁净度 100 级的单向流空气区域或隔离系统中进行	无菌检查法参考《中华人民共和国药典》	—	无菌生长
	中、低度危险医疗器材	清洗消毒后	拭子涂抹法：用预湿的无菌拭子涂抹整件器材表面或约 100 cm^2，将拭子头部折断入 10 ml 中和采样液	倾注培养法同物体表面检测方法	菌落总数（cfu/件）＝每皿菌落数×10	中度危险医疗器材≤20 cfu/件，不得检出致病菌。低度危险医疗器材≤200 cfu/件，不得检出致病菌
消毒器械	紫外灯	在使用寿命内	—	仪器检测法：参考仪器使用说明书进行；指示卡法：开启紫外灯 5 min，将紫外线强度检测指示卡置灯下 1 m 处照射 1 min	—	使用中紫外灯管的辐射照度值≥70 $\mu W/cm^2$
	产生臭氧的消毒器械	工作状态中	—	仪器检测法：参考仪器使用说明书进行	—	工作环境中臭氧浓度＜0.16 mg/m^3
	产生环氧乙烷的灭菌器					工作环境中环氧乙烷浓度＜2 mg/m^3

注：主要参考《医院消毒卫生标准》（GB 15982—2012）、《医院洁净手术部建筑技术规范》（GB 50333—2013）、《血液透析及相关治疗用水》（YY 0572—2015）、《血液透析及相关治疗用浓缩物》（YY 0598—2015）、《洁净工作台》（JG/T 292—2010）、《临床输血技术规范》（卫医发〔2000〕184 号）、《生物安全柜使用和规范管理》（SN/T 3901—2014）、《软式内镜清洗消毒技术规范》（WS 507—2016）。

2. 医疗机构消毒技术规范

（1）物品分类及主要清洁、消毒、灭菌方法（见表 15）。

表 15　物品分类及主要清洁、消毒、灭菌方法

分类	定义	物品	清洁、消毒、灭菌方法
低度危险性物品	与完整皮肤接触而不与黏膜接触的物品	诊疗用品如听诊器、血压计袖带等	1. 保持清洁。 2. 如遇污染应及时先清洁再中、低水平消毒（如采用 500 mg/L 含氯消毒剂擦拭）
		患者生活卫生用品如毛巾、面盆、痰盂（杯）、便器、餐饮具等	1. 保持清洁，个人专用，定期消毒。 2. 患者出院、转院或死亡后进行终末消毒。可采用中、低效的消毒剂消毒。便器可使用冲洗消毒器进行清洗消毒
		床单元（含床栏、床头柜等）	对床单元（含床栏、床头柜等）进行定期清洁和（或）消毒，遇污染应及时清洁与消毒（参照表 19）
		直接接触患者的床上用品如床单、被套、枕套等	1. 一人一更换。 2. 住院时间长时，应每周更换；遇污染应及时更换
		间接接触患者的被芯、枕芯、褥子、病床隔帘、床垫等	1. 定期清洗与消毒。 2. 遇污染应及时更换、清洗与消毒
中度危险性物品	与完整黏膜接触，而不进入人体无菌组织、器官和血流，也不接触破损皮肤、破损黏膜的物品	耐热、耐湿物品如口腔护理用具等	首选压力蒸汽灭菌
		不耐热的物品如体温计（肛表或口表）、氧气面罩、麻醉面罩等	采用高水平消毒或中水平消毒
		通过管道间接与浅表体腔黏膜接触的器具如氧气湿化瓶、胃肠减压器、吸引器、引流瓶等	1. 耐高温、耐湿的管道与引流瓶应首选湿热消毒。 2. 不耐高温的部分可采用中效或高效消毒剂（如含氯消毒剂）浸泡消毒。 3. 呼吸机和麻醉机的螺纹管及配件宜采用清洗消毒机进行清洗与消毒。 4. 无条件的医院，呼吸机和麻醉机的螺纹管及配件可采用高效消毒剂（如含氯消毒剂等）浸泡消毒

续表

分类	定义	物品	清洁、消毒、灭菌方法
高度危险性物品	进入人体无菌组织、器官、脉管系统，或有无菌体液从中流过的物品，或接触破损皮肤、破损黏膜的物品	手术器械、穿刺针、腹腔镜、活检钳、心脏导管、植入物等	1. 耐热、耐湿手术器械应首选压力蒸汽灭菌。 2. 不耐热、不耐湿手术器械应采用低温灭菌方法。 3. 不耐热、耐湿手术器械应首选低温灭菌方法。 4. 耐热、不耐湿手术器械可采用干热灭菌方法

注：主要参考《医疗机构消毒技术规范》（WS/T 367—2012）。

（2）特殊病原体污染后的清洁、消毒和灭菌方法（见表 16）。

表 16　特殊病原体污染后的清洁、消毒和灭菌方法

病原体	分类	清洁、消毒和灭菌方法
朊病毒	可重复使用的被感染朊病毒患者或疑似感染朊病毒患者的高度危险组织（大脑、硬脑膜、垂体、眼、脊髓等组织）污染的中度和高度危险性物品	选择之一： 1. 将使用后的物品于 1 mol/L 氢氧化钠溶液内浸泡 60 min，然后按 WS 310.2 中的方法进行清洗、消毒与灭菌，压力蒸汽灭菌应采用 134～138 ℃、18 min，或 132 ℃、30 min，或 121 ℃、60 min。 2. 用清洗消毒机（宜选用具有杀朊病毒活性的清洗剂）或其他安全的方法去除可见污染物，然后浸泡于 1 mol/L氢氧化钠溶液内作用 60 min，并置于压力蒸汽灭菌器内 121 ℃、30 min；然后清洗，并按照一般程序灭菌。 3. 将使用后的物品浸泡于 1 mol/L 氢氧化钠溶液内作用 60 min，去除可见污染物，清水漂洗，置于开口盘内，下排气压力蒸汽灭菌器内 121 ℃灭菌 60 min 或预排气压力蒸汽灭菌器 134 ℃灭菌 60 min，然后清洗，并按照一般程序灭菌
	被感染朊病毒患者或疑似感染朊病毒患者的高度危险组织污染的低度危险物品和一般物体表面	应用清洁剂清洗，采用 10000 mg/L 的含氯消毒剂或 1 mol/L 氢氧化钠溶液擦拭或浸泡消毒，至少作用15 min，并确保所有污染表面均接触到消毒剂
	被感染朊病毒患者或疑似感染朊病毒患者的高度危险组织污染的环境表面	应用清洁剂清洗，采用 10000 mg/L 的含氯消毒剂消毒，至少作用 15 min。宜采用一次性塑料薄膜覆盖操作台，操作完成后按特殊医疗废物焚烧处理

续表

病原体	分类	清洁、消毒和灭菌方法
朊病毒	被感染朊病毒患者或疑似感染朊病毒患者的低度危险组织（脑脊液、肾、肝、脾、肺、淋巴结、胎盘等组织）污染的中度和高度危险物品	传播朊病毒的风险还不清楚，可参照上述措施处理
	被感染朊病毒患者或疑似感染朊病毒患者的其他无危险组织污染的中度和高度危险物品	1. 清洗并按常规高水平消毒和灭菌程序处理。 2. 除接触中枢神经系统的神经外科内镜外，其他内镜按照国家有关内镜清洗消毒技术规范处理。 3. 采用标准消毒方法处理低度危险性物品和环境表面，可采用 500～1000 mg/L 的含氯消毒剂或相当剂量的其他消毒剂处理
气性坏疽病原体	伤口	3%过氧化氢冲洗，伤口周围皮肤可选择碘伏原液擦拭消毒
	诊疗器械	先采用含氯消毒剂 1000～2000 mg/L 浸泡消毒 30～45 min，有明显污染物时应采用含氯消毒剂 5000～10000 mg/L 浸泡消毒≥60 min，然后按规定清洗，灭菌
	物体表面	采用 0.5%过氧乙酸或 500 mg/L 含氯消毒剂擦拭
	环境表面	采用 0.5%过氧乙酸或 1000 mg/L 含氯消毒剂擦拭
	终末消毒（手术结束、患者出院、转院或死亡后应进行终末消毒）	采用 3%过氧化氢或过氧乙酸熏蒸，3%过氧化氢按照 20 ml/m^3 气溶胶喷雾，过氧乙酸按照 1 g/m^3 加热熏蒸，湿度 70%～90%，密闭 24 h；5%过氧乙酸溶液按照 2.5 ml/m^3 气溶胶喷雾，湿度为 20%～40%
	织物	患者用过的床单、被罩、衣物等单独收集，需重复使用时应专包密封，标识清晰，压力蒸汽灭菌后再清洗

注：主要参考《医疗机构消毒技术规范》（WS/T 367—2012）。

（3）常用消毒剂。

①消毒剂的适用范围、浓度、时间和方法（见表 17）。

表 17 消毒剂的适用范围、浓度、时间和方法

消毒剂	适用范围	浓度	时间	方法
戊二醛	不耐热诊疗器械、器具与物品的浸泡消毒与灭菌	2%	产品使用说明的规定时间	浸泡消毒
		2%	10 h	浸泡灭菌
邻苯二甲醛	不耐热诊疗器械、器具与物品的浸泡消毒	5.5 g/L	5～12 min	浸泡消毒
过氧乙酸	一般物品表面消毒	0.1%～0.2%（1000～2000 mg/L）	30 min	浸泡消毒
	耐腐蚀医疗器械消毒	0.5%（5000 mg/L）	10 min	
	大件物品或其他不能用浸泡法的物品消毒	0.1%～0.2%（1000～2000 mg/L）	30 min	擦拭消毒
	环境消毒	0.2%～0.4%（2000～4000 mg/L）	30～60 min	喷洒消毒
	环境消毒	5000 mg/L（按照 20～30 ml/m^3的用量）	60 min	喷雾消毒
	环境消毒	15%过氧乙酸（7 ml/m^3）	2 h	熏蒸消毒
	内镜消毒与灭菌	按照产品使用说明	—	浸泡灭菌
过氧化氢	伤口、皮肤黏膜消毒	3%（30 g/L）	3～5 min	冲洗、擦拭消毒
	室内空气消毒	3%（30 g/L）（按照 20～30 ml/m^3用量）	60 min	喷雾消毒
	室内物表消毒	按照产品使用说明	—	汽化过氧化氢发生器消毒

续表

消毒剂	适用范围	浓度	时间	方法
二氧化氯	细菌繁殖体污染物品消毒	100～250 mg/L	30 min	浸泡消毒
	肝炎病毒和结核分枝杆菌污染物品消毒	500 mg/L	30 min	
	细菌芽孢污染物品消毒	1000 mg/L	30 min	
	大件物品或其他不能用浸泡法的物品消毒	消毒使用的浓度和作用时间同浸泡消毒		擦拭消毒
	细菌繁殖体污染表面消毒	500 mg/L	30 min	喷洒消毒
	肝炎病毒和结核分枝杆菌污染表面消毒	1000 mg/L	60 min	
	室内空气消毒	500 mg/L（按照 20～30 ml/m³ 用量）	30～60 min	气溶胶喷雾器消毒
含氯消毒剂	细菌繁殖体污染物品消毒	500 mg/L	＞10 min	浸泡消毒
	经血传播病原体、分枝杆菌和细菌芽孢污染物品消毒	2000～5000 mg/L	＞30 min	
	大件物品或其他不能用浸泡消毒的物品消毒	消毒所用的浓度和作用时间同浸泡消毒		擦拭消毒
	一般污染的物品表面消毒	400～700 mg/L	10～30 min	喷洒消毒
	经血传播病原体、结核分枝杆菌等污染表面消毒	2000 mg/L	＞60 min	
	分泌物、排泄物消毒	10000 mg/L	＞2 h	干粉消毒
	医院污水消毒	50 mg/L	＞2 h	
醇类消毒剂（含乙醇、异丙醇、正丙醇或两种成分的复方制剂）	手消毒	遵循 WS/T 313—2019 的要求		
	皮肤、物体表面消毒	70％～80％（体积比）	3 min	擦拭消毒
	诊疗器具的消毒	70％～80％（体积比）	≥30 min	浸泡消毒

续表

消毒剂	适用范围	浓度	时间	方法
碘伏	外科手消毒	按照产品使用说明	≥3 min	擦拭消毒
	手术部位的皮肤消毒	按照产品使用说明	≥2 min	
	口腔黏膜及创面消毒	1000～2000 mg/L	3～5 min	
	阴道黏膜及创面的消毒	500 mg/L	遵循产品使用说明	冲洗消毒
碘酊	注射及手术部位皮肤消毒	按照产品使用说明	1～3 min	擦拭消毒
氯己定	手术部位及注射部位皮肤和伤口创面消毒	≥2 g/L 氯己定－70%乙醇	遵循产品使用说明	擦拭消毒
	口腔、阴道或伤口创面消毒	≥2 g/L	遵循产品使用说明	冲洗消毒
季铵盐类	环境、物体表面消毒	1000～2000 mg/L	15～30 min	浸泡、擦拭消毒
	皮肤消毒	复方季铵盐消毒剂原液	3～5 min	擦拭消毒
	黏膜消毒	1000～2000 mg/L	遵循产品使用说明	擦拭、冲洗消毒
酸性氧化电位水	手工清洗器械灭菌前的消毒	有效氯含量（60±10）mg/L，pH 值范围 2.0～3.0，氧化还原电位（ORP）≥1100 mV，残留氯离子＜1000 mg/L	2 min	冲洗浸泡消毒
	物体表面消毒		3～5 min	冲洗浸泡消毒或反复擦洗消毒
	内镜消毒	严格遵循内镜消毒规范要求		

注：主要参考《医疗机构消毒技术规范》（WS/T 367—2012）。

②常用消毒剂杀灭微生物效果（见表 18）。

表 18　常用消毒剂杀灭微生物效果

消毒剂	消毒水平	细菌			真菌	病毒	
		繁殖体	结核分枝杆菌	芽孢		亲脂类（有包膜）	亲水类（无包膜）
含氯消毒剂	高水平	＋	＋	＋	＋	＋	＋
二氧化氯	高水平	＋	＋	＋	＋	＋	＋
过氧乙酸	高水平	＋	＋	＋	＋	＋	＋
过氧化氢	高水平	＋	＋	＋	＋	＋	＋
碘类	中水平	＋	＋	—	＋	＋	＋
醇类	中水平	＋	＋	—	＋	＋	—
季铵盐类[a]	低水平	＋	—	—	＋	＋	—

注：主要参考《医疗机构环境表面清洁与消毒管理规范》（WS/T 512—2016）。
“＋”表示正确使用时，正常浓度的化学消毒剂可以达到杀灭微生物的效果。
“—”表示较弱的杀灭作用或没有杀灭效果。
[a]表示部分双长链季铵盐类为中效消毒剂。

3. 不同等级风险区域的清洁消毒管理（见表19）

表19 不同等级风险区域的清洁消毒管理

风险等级	环境清洁等级分类	方式	频率（次/天）	审核标准				
				目测法	化学法			微生物法
					荧光标记法	荧光粉迹法	ATP法	
低度风险区域	清洁级	湿式卫生	1～2	整洁卫生、无尘、无碎屑、无异味等	无要求	无要求	无要求	无要求
中度风险区域	卫生级	湿式卫生，可采用清洁剂辅助清洁	2	整洁卫生、无污垢、无污迹、无异味等	质量抽查使用，无荧光痕迹	质量抽查使用，无荧光粉扩散	质量抽查使用，合格标准按产品说明书规定	细菌菌落总数≤10 cfu/cm^2，或自然菌减少1个对数值以上
高度风险区域	消毒级	湿式卫生，可采用清洁剂辅助清洁	≥2	整洁卫生、无污垢、无污迹、无异味等	定期质量抽查使用，无荧光痕迹	定期质量抽查使用，无荧光粉扩散	定期质量抽查使用，合格标准按产品说明书规定	参考GB 15982，按不同环境类别评判
		高频接触的环境表面，实施中、低水平消毒	≥2					

注：主要参考《医疗机构环境表面清洁与消毒管理规范》（WS/T 512—2016）。

各类风险区域的环境表面一旦发生患者体液、血液、排泄物、分泌物等污染时应立即实施污点清洁与消毒。吸湿材料先去除可见污染，再用2000 mg/L含氯消毒剂作用30 min。

凡开展侵入性操作、吸痰等高度危险诊疗活动后，应立即实施环境清洁与消毒。

4. 医院不同情况下空气净化方法（见表 20）

表 20　医院不同情况下空气净化方法

情况分类	空气净化方法
有人情况下的环境空气	自然通风（首选）、机械通风
	集中空调通风系统
	空气消毒器（如循环风紫外线空气消毒器、静电吸附式空气消毒器等）
	空气洁净技术
	其他空气消毒产品（获得卫生许可批件）
无人情况下的环境空气	上述有人情况下的净化方法
	紫外线灯照射
	化学消毒
	喷雾消毒（获得卫生许可批件）
呼吸道传染病患者所处场所的环境空气	受客观条件限制的医院可采用通风，包括自然通风和机械通风，宜采用机械排风
	负压隔离病房
	安装空气净化消毒装置的集中空调通风系统
	空气净化设备（获得卫生许可批件）
呼吸道传染病患者出院或死亡后病室的环境空气	紫外线灯照射消毒
	化学消毒
	空气净化设备（获得卫生许可批件）

注：主要参考《医院空气净化管理规范》（WS/T 368—2012）。

5. 消毒供应中心

（1）消毒供应中心（central sterile supply department，CSSD）监管要点(见表 21)。

表 21 消毒供应中心（CSSD）监管要点

监管项目	监管内容
制度	应建立健全岗位职责、操作规程、消毒隔离、质量管理、监测、设备管理、器械管理及职业安全防护等管理制度
管理模式	应采用集中管理的模式，对所有需要消毒或灭菌后重复使用的诊疗器械、器具和物品，CSSD 负责回收、清洗、消毒、灭菌和供应。内镜、口腔器械的清洗消毒，可以依据国家相关标准进行处理，也可集中由 CSSD 统一清洗、消毒和（或）灭菌
人员	人员数量与工作量相匹配
	人员应掌握医院感染防控知识
	加强人员培训并记录
建筑布局	宜接近手术室、产房和临床科室，或与手术室之间有物品直接传递专用通道，不宜建在地下室或半地下室
	周围环境应清洁、无污染源，区域相对独立；内部通风、采光良好
	工作区域包括去污区、检查包装及灭菌区（含独立的敷料制备或包装间）和无菌物品存放区
	空气流向由洁到污
	物品由污到洁，不交叉、不逆流
	去污区、检查包装及灭菌区和无菌物品存放区之间应设实际屏障
	去污区与检查包装及灭菌区之间应设物品传递窗，并分别设人员出入缓冲间（带）
	缓冲间（带）应设洗手设施，采用非手触式水龙头开关。无菌物品存放区内不应设洗手池
	检查包装及灭菌区设置的专用洁具间应采用封闭式设计
设备设施与耗材	配备足够的清洗、消毒、干燥、检查包装、灭菌、储存发放设备
	配备水处理设备
	配备符合要求的医用清洗剂、消毒剂、医用润滑剂、包装材料、监测材料

续表

监管项目			监管内容
流程	回收		使用者应在使用后及时去除诊疗器械、器具和物品上的明显污物，根据需要做保湿处理
			不应在诊疗场所对污染的诊疗器械、器具和物品进行清点，应采用封闭方式回收，避免反复装卸
			被朊病毒、气性坏疽及突发原因不明的传染病病原体污染的诊疗器械、器具和物品，使用者应双层封闭包装并标明感染性疾病名称，由 CSSD 单独回收处理。
			回收工具每次使用后应清洗、消毒，干燥备用
	清点		应在 CSSD 的去污区进行诊疗器械、器具和物品的清点、核查
	清洗	手工清洗	手工清洗按冲洗、洗涤、漂洗、终末漂洗的操作程序
			终末漂洗应采用电导率≤15 μS/cm（25℃）的水进行漂洗
			刷洗操作应在水面下进行，防止产生气溶胶
			器械可拆卸的部分应拆开后清洗
			管腔器械宜先选用合适的清洗刷清洗内腔，再用压力水枪冲洗
		机械清洗	清洗物品应充分接触水流，器械轴节应充分打开，可拆卸的部分应拆卸后清洗
			冲洗、洗涤、漂洗时应使用软水。冲洗阶段水温应<45 ℃
			终末漂洗、消毒用水电导率应≤15 μS/cm（25℃）
	消毒		湿热消毒方法所采用的温度、时间应符合要求
	干燥		根据器械的材质选择适宜的干燥方法进行充分干燥
			不应使用自然干燥方法进行干燥
	检查与保养		应采用目测或使用带光源的放大镜对干燥后的每件器械、器具和物品进行检查。器械表面及其关节、齿牙处应光洁，无血渍、污渍、水垢等残留物质和锈斑。功能完好，无损毁

续表

监管项目		监管内容
流程	包装	包装重量（器械包重量不宜超过 7 kg，敷料包重量不宜超过 5 kg）、体积（下排气压力蒸汽灭菌器不宜超过 30 cm×30 cm×25 cm，预真空压力蒸汽灭菌器不宜超过 30 cm×30 cm×50 cm）符合要求
		手术器械若采用闭合式包装方法，应由 2 层包装材料分 2 次包装
		包外应设有灭菌化学指示物。高度危险性物品灭菌包内还应放置包内灭菌化学指示物，如果透过包装材料可直接观察包内灭菌化学指示物的颜色变化，则不必放置包外灭菌化学指示物
		闭合式包装应使用专用胶带，胶带长度应与灭菌包体积、重量相适宜，松紧适度。封包应严密，保持闭合完好性
		纸塑袋、纸袋等密封包装的密封宽度应≥6 mm，包内器械距包装袋封口处应≥2.5 cm
		硬质容器应设置安全闭锁装置，无菌屏障完整性破坏后应可识别
		灭菌物品包装的标识上应包括物品名称、包装者等内容。灭菌前注明灭菌器编号、灭菌批次、灭菌日期和失效日期等相关信息。标识应具有可追溯性
	灭菌	按规定进行灭菌质量监测
	储存	一次性使用的无菌物品应去除外包装后，进入无菌物品存放区
		物品存放架或柜应距地面≥20 cm，距墙≥5 cm，距天花板≥50 cm
		消毒后直接使用的物品应干燥、包装后专架存放
		接触无菌物品前应洗手或手消毒
	发放	无菌物品发放时，应遵循先进先出的原则
		发放时应确认无菌物品的有效性和包装完好性
		应记录无菌物品发放日期、名称、数量、物品领用科室、灭菌日期等
		运送无菌物品的器具使用后，应清洁处理，干燥存放

续表

监管项目	监管内容
外来器械与植入物	植入物与外来医疗器械的管理实行专岗负责制，人员应相对固定
	使用前应由本院 CSSD 或与本院签约的消毒服务机构遵照 WS 310.2 和 WS 310.3 的规定清洗、消毒、灭菌与监测
	使用后的外来医疗器械，经 CSSD 清洗消毒后方可交器械供应商
	应保证足够的处置时间，择期手术最晚应于术前 1 日 15 时前将器械送达 CSSD，急诊手术应及时送达
	应加强对 CSSD 人员关于植入物与外来医疗器械处置的培训
职业防护	根据工作岗位的不同需要，应配备相应的个人防护用品，包括圆帽、口罩、隔离衣或防水围裙、手套、专用鞋、护目镜、面罩等
	去污区应配置洗眼装置
	工作人员操作前应进行暴露的风险评估，再根据暴露情况正确穿戴防护用品

注：主要参考《医院消毒供应中心 第 1 部分：管理规范》（WS 310.1—2016）、《医院消毒供应中心 第 2 部分：清洗消毒及灭菌技术操作规范》（WS 310.2—2016）。

（2）CSSD 人员防护及着装要求（见表 22）。

表 22 CSSD 人员防护及着装要求

区域	操作	防护着装					
		圆帽	口罩	防护服/防水围裙	专用鞋	手套	护目镜/面罩
诊疗场所	污染物品回收	√	△			√	
去污区	污染器械分类、核对、机械清洗装载	√	√	√	√	√	△
	手工清洗器械和用具	√	√	√	√	√	√
检查、包装及灭菌区	器械检查、包装	√	△		√	△	
	灭菌物品装载	√			√		
	无菌物品卸载	√			√	△，#	

续表

区域	操作	防护着装					
		圆帽	口罩	防护服/防水围裙	专用鞋	手套	护目镜/面罩
无菌物品存放区	无菌物品发放	√			√		

注：主要参考《医院消毒供应中心　第 2 部分：清洗消毒及灭菌技术操作规范》（WS 310.2—2016）。

“√”表示应使用，“△”表示可使用，“♯”表示具有防烫功能的手套。

（3）压力蒸汽灭菌器供给水的质量指标（见表 23）。

表 23　压力蒸汽灭菌器供给水的质量指标

项目	指标
蒸发残留	≤10 mg/L
氧化硅（SiO_2）	≤1 mg/L
铁	≤0.2 mg/L
镉	≤0.005 mg/L
铅	≤0.05 mg/L
除铁、镉、铅以外的重金属	≤0.1 mg/L
氯离子（Cl^-）	≤2 mg/L
磷酸盐（P_2O_5）	≤0.5 mg/L
电导率（25℃时）	≤5 μS/cm
pH 值	5.0～7.5
外观	无色、洁净、无沉淀

续表

项目	指标
硬度（碱性金属离子的总量）	≤0.02 mmol/L

注：主要参考《医院消毒供应中心　第1部分：管理规范》（WS 310.1—2016）。

（4）压力蒸汽灭菌器蒸汽冷凝物质量指标（见表24）。

表24　压力蒸汽灭菌器蒸汽冷凝物质量指标

项目	指标
氧化硅（SiO_2）	≤0.1 mg/L
铁	≤0.1 mg/L
镉	≤0.005 mg/L
铅	≤0.05 mg/L
除铁、镉、铅以外的重金属	≤0.1 mg/L
氯离子（Cl^-）	≤0.1 mg/L
磷酸盐（P_2O_5）	≤0.1 mg/L
电导率（25℃时）	≤3 μS/cm
pH值	5～7
外观	无色、洁净、无沉淀
硬度（碱性金属离子的总量）	≤0.02 mmol/L

注：主要参考《医院消毒供应中心　第1部分：管理规范》（WS 310.1—2016）。

（5）清洗、消毒质量监测管理（见表 25）。

表 25　清洗、消毒质量监测管理

监测内容			监测人员	频率	方法	结果判断标准	注意事项
清洗质量监测	器械、器具和物品清洗质量监测	日常监测	消毒供应工作人员	检查包装时	目测和（或）借助带光源放大镜检查	器械表面及其关节、齿牙处应光洁，无血渍、污渍、水垢等残留物质和锈斑	—
		定期抽查		每月	目测和（或）借助带光源放大镜检查		每月至少随机抽查 3～5 个待灭菌包内的全部物品
	清洗消毒器监测	日常监测		每批次	监测清洗消毒器的物理参数及运转情况	—	—
		定期抽查		当每年（清洗物品或清洗程序发生改变时，可采用清洗效果测试指示物进行清洗效果监测）	采用清洗效果测试物进行监测	遵循生产厂家的使用说明或指导手册	清洗消毒器新安装、更新、大修、更换清洗剂、改变消毒参数或装载方法等时，应遵循生产厂家的使用说明或指导手册进行检测，合格后方可使用
消毒质量监测	湿热消毒			每次	监测、记录消毒的温度、时间或 A_0 值	监测结果符合 WS 310.2 的要求	—
	化学消毒			定期	监测消毒剂的浓度、消毒时间和消毒时的温度，并记录	符合消毒剂的规定	—
	消毒效果监测		医院感染管理专职人员	每季度	监测方法符合《医院消毒卫生标准》（GB 15982—2012）要求	监测结果符合《医院消毒卫生标准》（GB 15982—2012）要求	每次检测 3～5 件有代表性的物品

注：主要参考《医院消毒供应中心　第 3 部分：清洗消毒及灭菌效果监测标准》（WS 310.3—2016）。

（6）灭菌质量监测管理（见表 26）。

表 26　灭菌质量监测管理

灭菌方法	物理监测法	化学监测法	生物监测法		
	频率	频率	频率	生物指示物	判断标准
压力蒸汽灭菌监测	每灭菌批次	每包	1 次/周	嗜热脂肪杆菌芽孢	阳性对照组培养阳性，阴性对照组培养阴性，实验组培养阴性，判定为灭菌合格。阳性对照组培养阳性，阴性对照组培养阴性，实验组培养阳性，则灭菌不合格。同时应进一步鉴定导致实验组阳性的细菌是否为指示菌，明确是否为污染所致
环氧乙烷灭菌监测			每灭菌批次	枯草杆菌黑色变种芽孢	
过氧化氢等离子灭菌监测			至少 1 次/天	嗜热脂肪杆菌芽孢	
低温甲醛蒸汽灭菌监测			1 次/周	嗜热脂肪杆菌芽孢	
干热灭菌监测			1 次/周	枯草杆菌黑色变种芽孢	阳性对照组培养阳性，阴性对照组培养阴性，若每个测试管的肉汤培养均澄清，判为灭菌合格。若阳性对照组培养阳性，阴性对照组培养阴性，而只要有一个测试管的肉汤培养混浊，判为不合格。对难以判定的测试管肉汤培养结果，取 0.1 ml 肉汤培养物接种于营养琼脂平板，用灭菌 L 棒或接种环涂匀，置（36±1）℃培养 48 h，观察菌落形态，并做涂片染色镜检，判断是否有指示菌生长。若有指示菌生长，判为灭菌不合格；若无指示菌生长，判为灭菌合格

注：主要参考《医院消毒供应中心　第 3 部分：清洗消毒及灭菌效果监测标准》（WS 310.3—2016）。

预真空（包括脉动真空）压力蒸汽灭菌器每日开始灭菌运行前应空载进行 B—D 测试，B—D 测试合格后，灭菌器方可使用。B—D 测试不合格，应及时查找原因并进行改进，监测合格后，灭菌器方可使用。小型压力蒸汽灭菌器的 B—D 测试操作应参照 GB/T 30690。

6. 医院洗衣房监管要点及医用织物卫生质量要求

（1）医院洗衣房监管要点（见表 27）。

表 27 医院洗衣房监管要点

监管项目		监管内容
制度建设		健全各项制度
建筑布局		应独立设置，远离诊疗区域；周围环境卫生、整洁
		应设有工作人员、医用织物接收与发放的专用通道
		工作流程应由污到洁，洁污不交叉、不逆行
		污染区和清洁区之间应有完全隔离屏障
		污染区及各更衣（缓冲）间设洗手设施，宜采用非手触式水龙头开头
		污染区应安装空气消毒设施
医用织物分类收集、运送与储存操作要求	分类收集	脏污织物和感染性织物应分类收集。收集时应减少抖动
		确认的感染性织物应在患者床边密闭收集
		盛装使用后医用织物的包装袋应扎带封口，包装箱（桶）应加盖密闭
		用于盛装使用后医用织物的专用布袋和包装箱（桶）应一用一清洗消毒；医用织物周转库房或病区暂存场所内使用的专用存放容器应至少一周清洗一次，如遇污染应随时进行消毒处理
	运送	分别配置运送使用后医用织物和清洁织物的专用运输工具，不应交叉使用
		运输工具应根据污染情况定期清洗消毒。运输工具运送感染性织物后应一用一清洗消毒
	储存	清洁织物存放架或柜距地面高度 20～25 cm，离墙 5～10 cm，距天花板≥ 50 cm
		使用后医用织物的暂存时间不超过 48 h
		清洁织物和使用后医用织物应分开存放，标识清楚
		清洁织物储存发放区（间）环境受到污染时应进行清洁、消毒
		使用后医用织物每次移交后，应对其接收区（间）环境表面、地面进行清洁，并根据工作需要进行物表、空气消毒

续表

监管项目		监管内容
医用织物洗涤消毒	脏污织物	应遵循先洗涤后消毒原则
		根据医用织物使用对象和污渍性质、程度，应分机或分批洗涤、消毒
		新生儿、婴儿的医用织物应专机洗涤、消毒，不应与其他医用织物混洗
		手术室的医用织物（如手术衣、手术铺单等）宜单独洗涤
		布巾、地巾宜单独洗涤、消毒
	感染性织物	感染性织物不宜手工洗涤，宜采用专机洗涤、消毒
		被朊病毒、气性坏疽、突发不明原因传染病的病原体或其他有明确规定的传染病病原体污染的感染性织物，以及多重耐药菌感染或定植患者使用后的感染性织物，若需重复使用应先消毒后洗涤
洗涤设备的消毒		感染性织物每次投放洗涤设备后，应立即选用有效消毒剂对其设备舱门及附近区域进行擦拭消毒（使用水溶性包装袋时可不作消毒处理）
		感染性织物若选择冷洗涤方式洗涤，工作完毕后，应对设备采取高温热洗涤方法进行消毒处理
环境的消毒		每天工作结束后应对污染区的地面与台面采用有效消毒剂进行拖洗/擦拭
		清洁区的地面、台面、墙面应每天保洁
监测		每半年对工作人员手、物体表面进行1次卫生学抽检
职业防护		防护用品齐备（帽子、医用口罩、手套、防水围裙、工作鞋等）
		工作人员根据暴露风险正确穿戴合适的防护用品： 1. 清洁区穿工作服、工作鞋。根据实际工作需要戴帽和手套 2. 污染区穿戴工作服（包括衣裤）、帽、口罩、手套、防水围裙和胶鞋，根据需要可选穿隔离衣
		污染区和清洁区穿戴的个人防护用品不应交叉使用
委托社会化洗涤服务机构		应对其资质（包括工商营业执照，并符合商务、环保等有关部门管理规定）、管理制度（含突发事件的应急预案）及医用织物运送、洗涤消毒操作流程等进行审核

注：主要参考《医院医用织物洗涤消毒技术规范》（WS/T 508—2016）。

（2）医院清洁织物卫生质量要求（见表 28）。

表 28　医院清洁织物卫生质量要求

指标		要求
感官指标		外观应整洁、干燥，无异味、异物、破损
物理指标		清洁织物表面 pH 值应达到 6.5～7.5
微生物指标	细菌菌落总数（cfu/100 cm²）	≤200
	大肠菌群	不得检出
	金黄色葡萄球菌	不得检出

注：主要参考《医院医用织物洗涤消毒技术规范》（WS/T 508—2016）。

四、标准预防

1. 标准预防的定义及主要措施（见表 29）

表 29　标准预防的定义及主要措施

定义	见本书表 1	
主要措施	手卫生	接触患者前后应做手卫生
	个人防护（选择和使用个人防护用品）	根据预期可能的暴露选用手套、隔离衣、口罩、护目镜或防护面罩： 1. 进行诊疗活动应戴医用口罩或医用外科口罩。 2. 进行可能接触患者血液、体液的诊疗、护理和实验操作时应戴手套。 3. 存在手部皮肤破损或在进行手套破损率较高的操作时，应戴双层手套。 4. 脱去手套后立即洗手或消毒。 5. 在诊疗、护理操作过程中，可能发生血液、体液飞溅到面部的情况，应戴医用外科口罩、护目镜或防护面罩。 6. 可能发生血液、体液大面积飞溅或者有可能污染身体时，应穿戴具有防渗透功能的隔离衣或围裙
	环境卫生（环境物表清洁消毒）	见本书表 14 和表 15
	诊疗器械/物品清洗消毒与灭菌	见本书表 15、表 16 和表 26
	安全注射	见本书表 30

2. 安全注射的主要措施（见表 30）

表 30　安全注射的主要措施

项目	主要措施
正确评估、严格管理临床注射操作环境	1. 评估注射的必要性，避免所有不必要的注射。除紧急注射外，在实施注射操作前均应预先对接受注射者进行综合评估，以做好充分的操作准备，避免接受注射者和注射操作者感染血源性病原体。 2. 注射操作环境应符合《医院消毒卫生标准》（GB 15982—2012）的规定。 （1）环境整洁、安全、光线充足。 （2）操作设施齐备，操作方便、舒适。 （3）治疗台、治疗车等操作平面清洁。 （4）物品摆放规范、有序。 （5）操作平面每日用 75％乙醇或 500 mg/L 的含氯消毒剂擦拭消毒。 （6）若遇血液、体液污染时应实施污点清洁与消毒，先采用可吸附的吸湿材料去除污染物，再根据污染病原体的特点选用适宜的消毒剂进行消毒。 （7）尽可能减少注射操作场所人员的数量和流动。 （8）注射操作者和参与者着装规范、整洁，口罩遮住口鼻，指甲符合实施注射操作的要求，戴圆帽时应遮盖全部头发
做好注射操作相关使用物品的准备	1. 依据注射操作目的和规范要求做好注射操作相关使用物品的准备，避免或减少相关人员在物品准备区域和注射操作区域之间、无菌区域和非无菌区域之间的往复流动，并确保注射操作使用物品的无菌或清洁状态。 2. 实施注射前，应进行物品检查： （1）检查各种待用器具、物品包装是否完整且处在使用有效期内；棉签等一次性无菌物品应密封包装，外包装无污染、无破损、无泄漏，包装内容物无污损。 （2）使用前对启封待用的注射器进行外观与使用功能检查，重点查看注射针头与针筒形态是否正常，是否清洁、无污染。 （3）注射器、针头等一次性使用物品应一次性使用，使用后按照医疗废物处置；持针器及止血带等可重复使用物品应一人一用一更换，用后按规范进行清洁、消毒。 （4）检查注射用药物是否在有效期内，药品安瓿或密封瓶是否完整，如发现存在破损、泄露、瓶盖松动、无标签或标签不清，以及药液出现变质、变色、浑浊、沉淀、有异物等情形，不可使用。 3. 注射器和针头应一人一用一抛弃。输液器、延长管、输液连接管、高压注射器等应一人一用一更换，严禁共享或重复使用

续表

项目	主要措施
无菌操作和手卫生	1. 操作者应严格执行手卫生，在药物准备、注射给药等各个环节均须严格遵循无菌操作原则。置入中央导管插管，经导丝引导下更换导管，进行器官穿刺或注射等操作时应设立最大无菌屏障（操作人员戴无菌手套、戴外科口罩和帽子、穿无菌手术衣，患者全身覆盖大无菌巾）。 2. 选用符合要求的消毒剂，并按照产品使用说明书使用，正确实施消毒： (1) 在注射器针头刺入药瓶前或打开安瓿前，应规范地使用消毒剂对药瓶的橡皮塞或安瓿的颈部进行消毒。 (2) 在连接管路前应规范地消毒导管接头、无针接头和注射加药口。可使用无菌接头保护帽，或使用＞0.5％葡萄糖酸氯己定乙醇溶液、75％乙醇、70％异丙醇，以及其他符合要求的消毒剂进行强力机械性摩擦消毒，推荐使用消毒棉片。 (3) 对导管接头、无针接头和注射加药口进行擦拭消毒时，消毒时间应符合产品说明书要求。 (4) 合理使用皮肤消毒剂进行穿刺部位的皮肤消毒。应从穿刺点的中心部位开始，由内向外螺旋式涂擦。 ①已接触污染部位的消毒棉签、棉球等物品不得再用于涂擦其他清洁的部位。 ②在完成穿刺部位皮肤消毒后，不应再次用手触摸穿刺部位。 ③如果操作中已消毒的部位被接触或污染，需要重新消毒。 (5) 消毒后应充分待干燥。 3. 注射用药物宜现用现配，避免药液被污染或效价降低。在病区实施注射时，抽取的药液和配制好的静脉输注用无菌液体，应在 2 h 内尽快使用（有特殊要求的药品除外）。启封抽吸的各种溶媒使用时间不应超过 24 h，储存条件应符合产品说明书的要求。 4. 宜使用单剂量容器药物（液体），使用多剂量容器药物应专人专用。每次穿刺多剂量药瓶时，均应使用新的无菌注射器和无菌针头，不应在多剂量药瓶瓶塞（盖）处留置针头
正确选用个人防护用品，防止锐器伤发生	1. 操作者在准确评估操作风险的基础上，正确使用个人防护用品。 2. 个人防护用品的使用应遵循《医院隔离技术规范》（WS/T 311—2009）和《血源性病原体职业防护导则》（GBZ/T 213—2008）的要求。 3. 禁止徒手掰安瓿，禁止手持锐器随意走动，避免徒手传递针头等锐器，避免回套针帽（如确需回套，应单手回套）
正确处理医疗废物	1. 严格执行《医疗废物管理条例（2011 修订）》《医疗卫生机构医疗废物管理办法（卫生部令第 36 号）》等相关制度规定，对使用后的注射物品进行规范的分类、处置。 2. 使用后的锐器应在产生地规范地弃置于锐器盒内，锐器盒放置位置应醒目、高度适宜。不应对注射针头等锐器进行徒手分离和（或）二次分拣。去除针头后的注射器和输液袋等无需毁型。在病区配置化疗药物时产生的接触过化疗药物的用具、废物等应放入专用袋内集中封闭处理，收集容器应坚固、防漏和带盖，有明确标识

3. 手卫生

(1) 手卫生指征——“两前三后”（见表 31 和图 7）。

表 31　手卫生指征——“两前三后”

指征	何时	执行原因	操作举例	注意事项
接触患者前	靠近一名患者前	预防病原体（医务人员定植的微生物或外源性微生物）从医务人员传给患者	1. 与患者握手、抚摸头部。 2. 帮助患者移动、坐起来、洗澡、穿衣服等。 3. 提供医疗服务前，如安装氧气面罩、理疗。 4. 查体、进行非侵入性检查前，包括数脉搏、量血压、听诊、做心电图	在直接接触患者完整的皮肤表面和衣物前，需要做手卫生
清洁/无菌操作前	即将进入感染危险性高的关键部位时；在接触任何医疗区和患者区的表面后，直接或间接接触黏膜、非完整皮肤或侵入性医疗设备前	防止病原体传给患者或从患者一个部位到另一个部位	1. 口腔护理，滴眼药水，阴道指检，直肠指检，使用或不使用器械检查嘴巴、鼻子、耳朵，抽吸黏液，置入栓剂或子宫帽。 2. 用或不用器械换敷料，给水疱上药，穿刺，注射。 3. 置入鼻导管、气管导管、尿管等，为了抽血、给药、排尿、抽吸或监测等打开侵入性设备的环形回路。 4. 准备食物、药物、无菌材料	1. 在直接或间接接触黏膜、非完整皮肤或侵入性医疗设备前，需要做手卫生。 2. 如果在进行这些操作时戴了手套，在戴手套前必须做手卫生，戴手套不能代替手卫生
接触血液、体液后	血液、体液暴露结束后立即进行（脱手套后），在接触血液、体液（即使很少接触或肉眼不明显）后，接触其他任何患者、患者区域或医疗区域前	保护医务人员免于定植或感染患者的病原体，避免医疗区受病原体污染	1. 接触黏膜和（或）不完整的皮肤。 2. 注射或穿刺结束，置入侵入性设备（如安装血管通路、导管、引流管等），打断或打开侵入性设备的循环回路。 3. 拔除侵入性设备。 4. 移除任何保护物之后，如尿布、纱布、敷料、卫生巾等。 5. 处理器官，清除排泄物或其他体液，清理任何污染表面和污染材料（如污染的床单、牙齿、尿壶、便盆、脸盆等）	1. 如果接触血液、体液时戴了手套，应在完成后立即取下手套并做手卫生。 2. 如果医务人员需要将引流袋等用物转移到其他地方，并且在此过程中不会接触其他地方，则可以推迟做手卫生（不必在离开患者区域就做手卫生，而可以到治疗室处理完后再行手卫生）

续表

指征	何时	执行原因	操作举例	注意事项
接触患者后	接触患者后，离开患者时；接触患者完整的皮肤、患者衣物或患者周围的物品后，接触医疗区前	保护医务人员免于定植或感染患者的病原体，避免医疗区受病原体污染	1. 与患者握手，抚摸小孩头部。 2. 帮助移动患者、喂食、穿衣服、洗澡。 3. 进行非侵入性检查，如数脉搏、测血压、听诊、做心电图。 4. 进行护理操作，如患者在时更换床单、安装氧气面罩、理疗	1. 如果医务人员接触患者后立即移动或处理设备，并且不会接触其他物品，可推迟手卫生（不必在离开患者区域就做手卫生，可在治疗室处理完后再行手卫生）。 2. 接触患者后的指征不能和接触患者前分开（持续观察一名医务人员，如观察到接触患者前的指征，则必会有接触患者后的指征出现）
接触患者环境后	接触患者环境中的任何物品或家具而没有直接接触到患者，准备离开时	保护医务人员免于定植或感染患者的病原体，避免医疗区受病原体污染	1. 维修活动，如患者不在床上时更换床单、放倒床栏、收拾床旁桌。 2. 调整输液速度、清除报警器等护理操作。 3. 接触其他物表或无生命的物体，如床边或床头柜	只要接触过患者就算接触患者，只接触环境而未接触患者才算作接触患者环境

图 7 至图 9 参考世界卫生组织（WHO）相关资料。

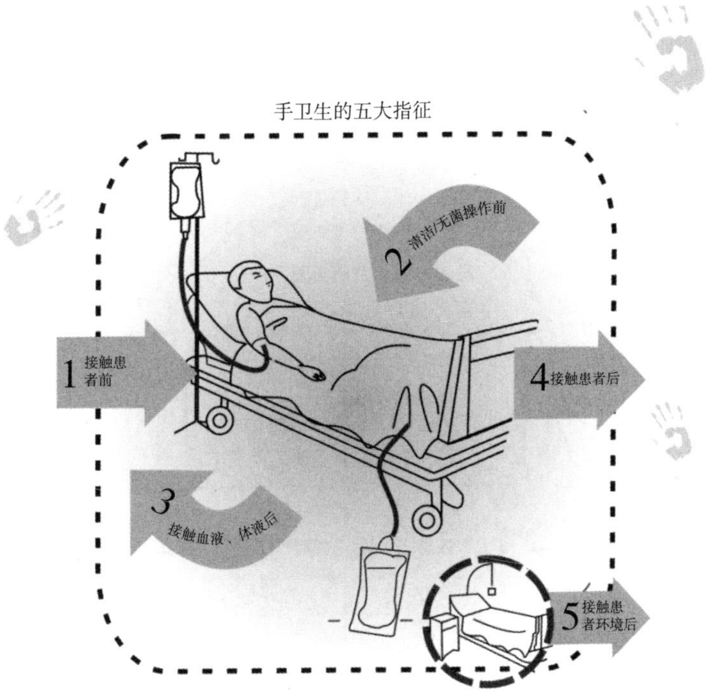

图 7 手卫生的五大指征

（2）手卫生的标准操作流程（见图 8 和图 9）。

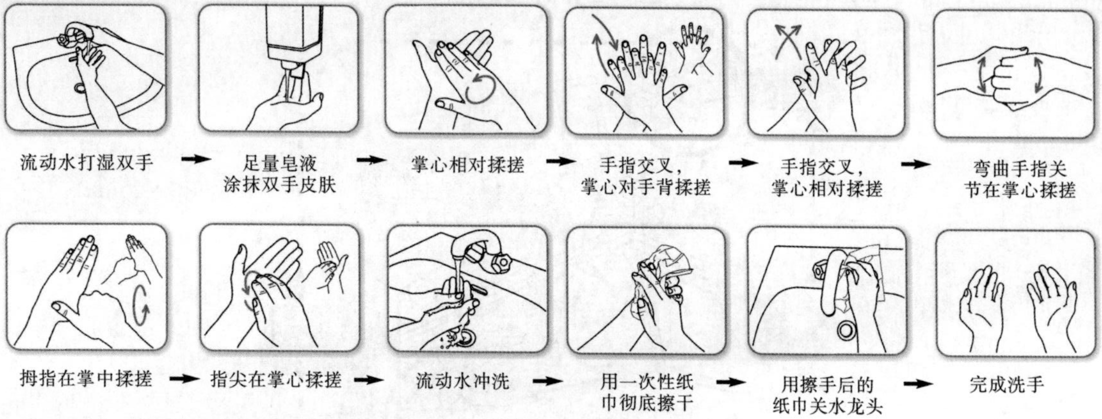
流动水打湿双手
足量皂液
涂抹双手皮肤
掌心相对揉搓
手指交叉，
掌心对手背揉搓
手指交叉，
掌心相对揉搓
弯曲手指关
节在掌心揉搓
拇指在掌中揉搓
指尖在掌心揉搓
流动水冲洗
用一次性纸
巾彻底擦干
用擦手后的
纸巾关水龙头
完成洗手

图 8　洗手的标准操作流程

洗手时双手揉搓的时间至少 15 秒，整个洗手过程需 40～60 秒。

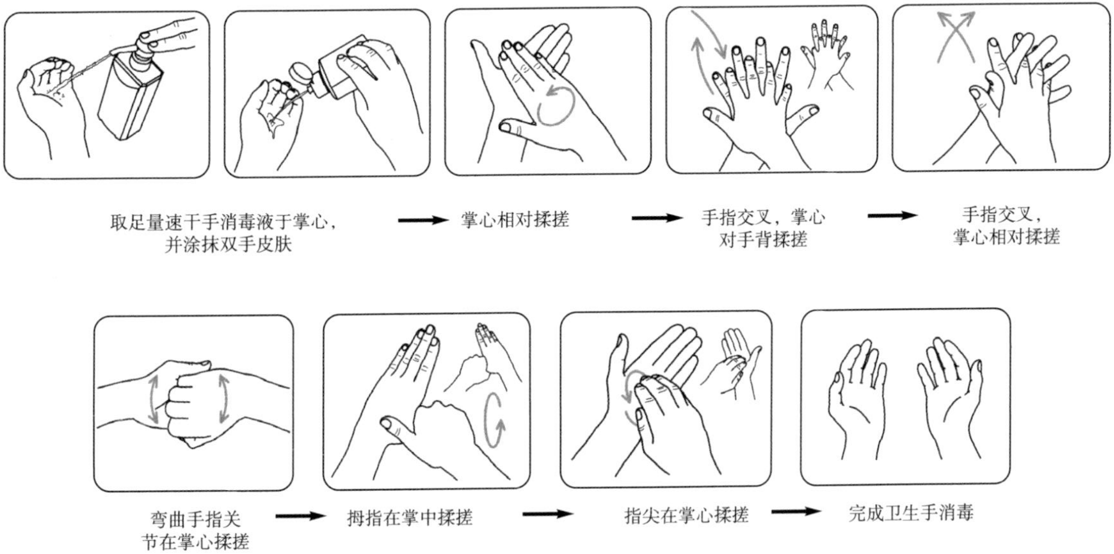

取足量速干手消毒液于掌心，
并涂抹双手皮肤
掌心相对揉搓
手指交叉，掌心
对手背揉搓
手指交叉，
掌心相对揉搓
弯曲手指关
节在掌心揉搓
拇指在掌中揉搓
指尖在掌心揉搓
完成卫生手消毒

图 9　卫生手消毒的标准操作流程

双手揉搓的时间至少 15 秒。

（3）手卫生相关指标计算（见表 32）。

表 32　手卫生相关指标计算

指标	定义	计算公式	单位	意义
手卫生依从率	医务人员在规定的手卫生时期（观察期）内实际实施手卫生次数占应实施手卫生次数的比例	手卫生依从率＝手卫生实际执行次数/观察期应执行手卫生次数×100％	％	反映医务人员手卫生意识和执行情况
手卫生正确率	手卫生实际执行次数中正确执行次数所占的比例	手卫生正确率＝手卫生正确执行次数/观察期手卫生实际执行次数×100％	％	反映医务人员手卫生的正确执行情况
洗手液领用量	每床日洗手液的领用量	洗手液领用量＝洗手液领用的瓶数×每瓶的毫升数/实际占用床日数	毫升/床日	反映医疗机构或科室的洗手液使用情况
速干手消毒液领用量	每床日速干手消毒液的领用量	速干手消毒液领用量＝速干手消毒液领用的瓶数×每瓶的毫升数/实际占用床日数	毫升/床日	反映医疗机构或科室的速干手消毒液使用情况

4．咳嗽礼仪示意图（见图 10）

当你咳嗽或打喷嚏时用纸巾、手绢捂住口鼻，防止唾液飞溅。避免用双手遮盖口鼻。若找不到纸巾、手绢，可以用手肘的衣袖内侧来代替手捂住口鼻。

咳嗽或打喷嚏后要立即清洗双手或使用免洗消毒液进行手消毒，用过的纸巾要丢入垃圾桶。

佩戴口罩，与他人保持至少 1 米以上的社交距离以保护自己和他人。

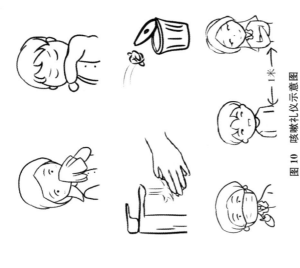

图 10　咳嗽礼仪示意图

五、医务人员职业健康

1. 血源性病原体职业防护导则

（1）血源性病原体职业暴露应急处置流程（见图 11）。

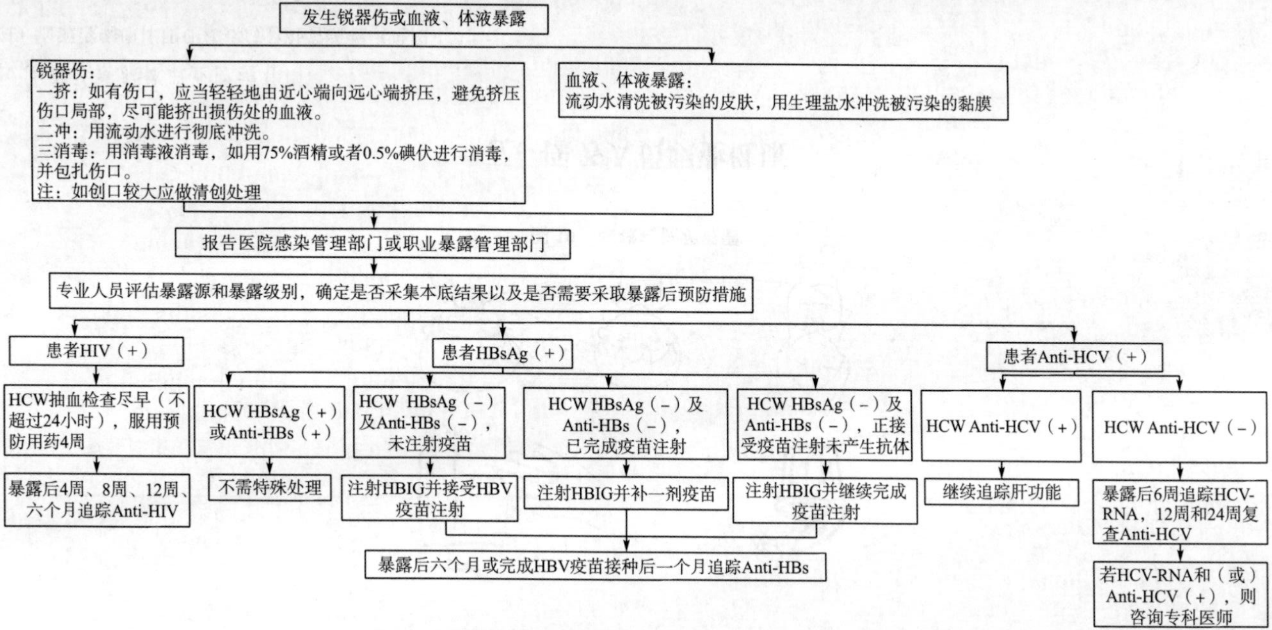

图 11　血源性病原体职业暴露应急处置流程

注：主要参考《美国公共卫生服务指南：HBV，HCV 和 HIV 职业暴露管理和暴露后预防建议（更新版）》。

HCW：医务工作者。HBIG：乙肝免疫球蛋白。TP：梅毒螺旋体。TRUST：甲苯胺红不加热血清试验。

患者仅 TP 阳性应做 TRUST，若 TRUST 阴性不需处理，TP 和 TRUST 同时阳性可考虑注射长效青霉素，并在接触三个月后追踪 TP。污染源不明视同阳性处理。

（2）职业暴露级别（见表33）。

表 33 职业暴露级别

暴露级别	暴露源	暴露类型
一级暴露	体液、血液或者含有体液、血液的医疗器械、物品	暴露源沾染了可能有损伤的皮肤或者黏膜，接触量小且接触时间较短
二级暴露	体液、血液或者含有体液、血液的医疗器械、物品	暴露源沾染了可能有损伤的皮肤或者黏膜，接触量大且接触时间长；暴露源刺伤或者割伤皮肤，但损伤程度较轻，为表皮擦伤或者针刺
三级暴露	体液、血液或者含有体液、血液的医疗器械、物品	暴露源刺伤或者割伤皮肤，损伤程度较重，为深部伤口或者割伤处有明显可见的血液

2. 医用防护口罩、医用外科口罩、一次性使用医用口罩的技术标准、性能和适用范围（见表34）

表 34 医用防护口罩、医用外科口罩、一次性使用医用口罩的技术标准、性能和适用范围

口罩	技术标准	性能			适用范围
		合成血液穿透性	过滤效率	通气阻力	
医用防护口罩	GB 19083—2010	80 mmHg	非油性颗粒物过滤效率* ≥95%	≤343.2 Pa，测试流速 85 L/min	接触经空气传播或近距离接触经飞沫传播的呼吸道传染病患者时
医用外科口罩	YY 0469—2011	120 mmHg	非油性颗粒物过滤效率≥30%； 细菌过滤效率≥95%	≤49 Pa，测试流速 28 L/min	医务人员或相关工作人员的基本防护，及在有创操作过程中阻止血液、体液和飞溅物传播的防护
一次性使用医用口罩	YY/T 0969—2013	无	细菌过滤效率≥95%	≤49 Pa，测试流速 28 L/min	普通环境下的一次性卫生护理或对致病性微生物以外的颗粒的阻隔或防护

注：* 非油性颗粒物过滤效率指口罩对于非油性颗粒物（包括煤尘、水泥尘、酸雾、焊接烟、微生物等）的过滤效率。

3. 常见传染病传染源、传播途径及隔离预防（见表35）

表35　常见传染病传染源、传播途径及隔离预防

疾病名称	传染源	传播途径				隔离预防								
		空气	飞沫	接触	生物媒介	医用外科口罩	医用防护口罩	正压呼吸头套	帽子	手套	防护镜	隔离衣	防护服	鞋套
病毒性肝炎 甲型、戊型	潜伏期末期和急性期患者			+		±			±	+		+		
病毒性肝炎 乙型、丙型、丁型	急性和慢性患者及病毒携带者			++		±			±	+				
麻疹	麻疹患者	+	++	+		+			+	+		+		
流行性腮腺炎	早期患者和隐性感染者		+			+			+			+		
脊髓灰质炎	患者和病毒携带者		+	++	苍蝇、蟑螂	+			+	+		+		
流行性出血热	啮齿类动物、猫、猪、狗、家兔	++		+		+			+	+	±	±		
狂犬病	患病或隐性感染的犬、猫、家畜和野兽			+		+			+	+	±	+		
伤寒、副伤寒	患者和带菌者			+		±			±	+		+		
细菌性痢疾	患者和带菌者			+					±	+		+		
霍乱	患者和带菌者			+		+			+	+		+		+

续表

疾病名称	传染源	传播途径：空气	传播途径：飞沫	传播途径：接触	传播途径：生物媒介	隔离预防：医用外科口罩	隔离预防：医用防护口罩	隔离预防：正压呼吸头套	隔离预防：帽子	隔离预防：手套	隔离预防：防护镜	隔离预防：隔离衣	隔离预防：防护服	隔离预防：鞋套
猩红热	患者和带菌者		++	+		+			+	+		+		
白喉	患者、恢复期或健康带菌者		++	+		+			+	+		+		
百日咳	患者		+			+			+	±		+		
流行性脑脊髓膜炎	流脑患者和脑膜炎双球菌携带者		++	+		+			+	+	±	+		
鼠疫（肺鼠疫）	感染了鼠疫杆菌的啮齿类动物和患者		++	+	鼠蚤	+	++		+	+	±	+		
鼠疫（腺鼠疫）	感染了鼠疫杆菌的啮齿类动物和患者			+	鼠蚤	±			±	+	±	+		
炭疽	患病的食草类动物和患者		+	+		+	+		+	+	±	+		
流行性感冒	患者和隐性感染者		+	+		+			+	+				
肺结核	开放性肺结核患者	+	++				++		+	+	±	+		
SARS	患者		++	+			++	±	+	+	±		+	+
艾滋病	患者和病毒携带者			●						+		+		
手足口病	患者和隐性感染者		+	+		+			+	+	±	+		
梅毒	梅毒螺旋体感染者			●						+		+		
淋病	淋球菌感染者			■						+		+		
人感染高致病性禽流感	病禽、健康带毒的禽		+	+		+			+	+	±		+	+

续表

疾病名称	传染源	传播途径				隔离预防								
		空气	飞沫	接触	生物媒介	医用外科口罩	医用防护口罩	正压呼吸头套	帽子	手套	防护镜	隔离衣	防护服	鞋套
新冠肺炎	新型冠状病毒感染患者，包括无症状感染者	在相对封闭的环境中长时间暴露于高浓度气溶胶情况下	＋	＋			＋＋	±	＋	＋	＋	＋	＋	＋

注：主要参考《医院隔离技术规范》（WS/T 311—2009）。

1. 在传播途径一列中，“＋”：其中传播途径之一。“＋＋”：主要传播途径。“#”：接触患者的血液、体液而传播。“●”：性接触或接触患者的血液、体液而传播。“■”：性接触或接触患者分泌物污染的物品而传播。

2. 在隔离预防一列中，“＋＋”：必要时使用。“＋”：应采取的防护措施。“±”：工作需要可采取的防护措施。

4. 飞沫、空气和接触传播疾病

（1）飞沫、空气和接触传播方式（见图 12）。

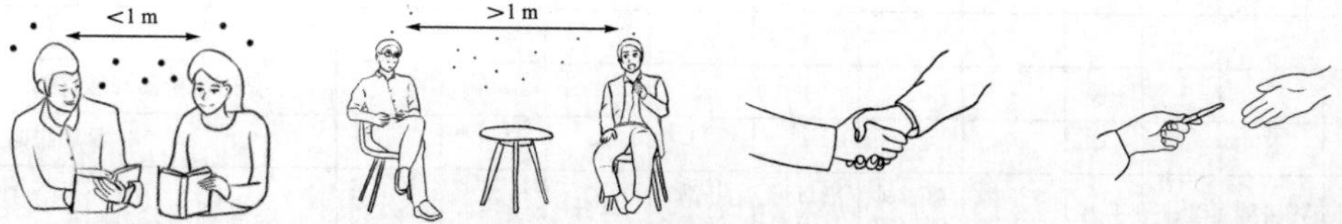

颗粒直径通常≥5 μm 飞沫传播　　颗粒直径通常<5 μm 空气传播　　直接接触传播　　间接接触传播

图 12　飞沫、空气和接触传播方式

（2）飞沫、空气和接触传播疾病的隔离标识（见图 13）。

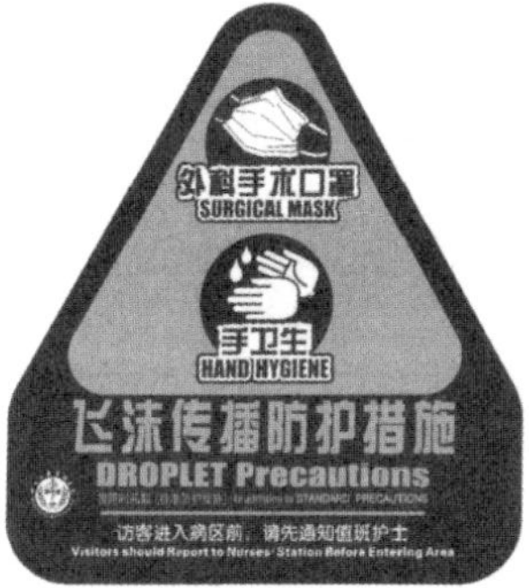

飞沫传播疾病的隔离标识

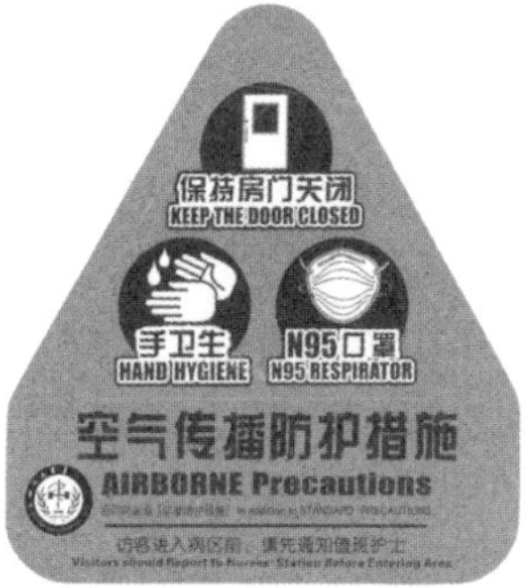

空气传播疾病的隔离标识

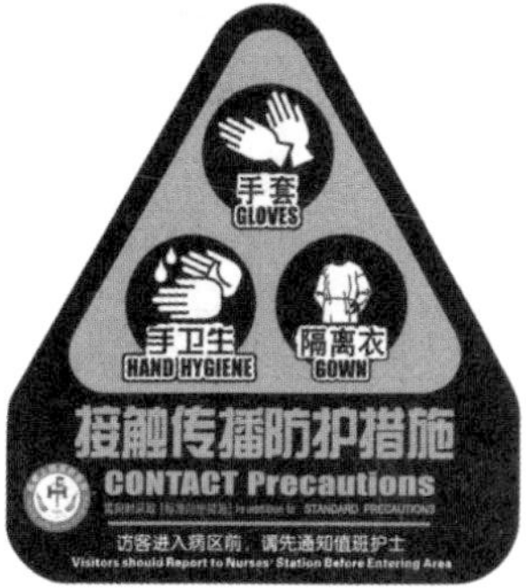

接触传播疾病的隔离标识

图 13　飞沫、空气和接触传播疾病的隔离标识

注：上述隔离标识来源于四川大学华西医院。

依据《医院隔离技术规范》（WS/T 311—2009）中相关规定：隔离病室应有隔离标志，并限制人员的出入。

（3）飞沫、空气和接触传播疾病的防控措施（见表 36）。

表 36　飞沫、空气和接触传播疾病的防控措施

传播途径	类别	防控措施
飞沫传播的隔离与预防	适用疾病	接触经飞沫传播的疾病患者，如新冠肺炎、人感染高致病性禽流感、百日咳、白喉、流行性感冒、病毒性腮腺炎、流行性脑脊髓膜炎等患者，在标准预防的基础上，还应采用飞沫传播的隔离与预防措施
	患者隔离	1. 应减少转运，当需要转运时，医务人员应注意防护。 2. 当患者病情容许时，应戴外科口罩，并定期更换。应限制患者的活动范围。 3. 患者之间、患者与探视者之间相隔距离在 1 m 以上，探视者应戴外科口罩。 4. 加强通风，或进行空气的消毒
	医务人员防护	1. 应严格按照区域流程，在不同的区域穿戴不同的防护用品，离开时按要求摘脱，并正确处理使用后物品。 2. 与患者近距离（1 m 以内）接触，应戴帽子、医用防护口罩；进行可能产生喷溅的诊疗操作时，应戴护目镜或防护面罩，穿防护服；当接触患者及其血液、体液、分泌物、排泄物等物质时应戴手套
空气传播的隔离与预防	适用疾病	接触经空气传播的疾病患者，如肺结核、麻疹、水痘等患者，在标准预防的基础上，还应采用空气传播的隔离与预防措施
	患者隔离	1. 无条件收治时，应尽快转送至有条件收治的医疗机构进行收治，并注意转运过程中医务人员的防护。 2. 当患者病情容许时，应戴外科口罩，定期更换，并限制其活动范围。 3. 应严格空气消毒
	医务人员防护	1. 应严格按照区域流程，在不同的区域，穿戴不同的防护用品，离开时按要求摘脱，并正确处理使用后物品。 2. 进入确诊或可疑传染病患者房间时，应戴帽子、医用防护口罩；进行可能产生喷溅的诊疗操作时，应戴护目镜或防护面罩，穿防护服；当接触患者及其血液、体液、分泌物、排泄物等物质时应戴手套
接触传播的隔离与预防	适用疾病	接触经接触传播的疾病患者，如肠道感染、多重耐药菌感染、皮肤感染等的患者，在标准预防的基础上，还应采用接触传播的隔离与预防措施
	患者隔离	1. 应限制患者的活动范围。 2. 应减少转运，如需要转运时，应采取有效措施，减少对其他患者、医务人员和环境表面的污染
	医务人员防护	1. 接触隔离患者的血液、体液、分泌物、排泄物等物质时，应戴手套；离开隔离病室前，接触污染物品后应摘除手套，洗手和（或）手消毒。手上有伤口时应戴双层手套。 2. 进入隔离病室，从事可能污染工作服的操作时，应穿隔离衣；离开病室前，脱下隔离衣，按要求悬挂，每天更换清洗与消毒；或使用一次性隔离衣，用后按医疗废物管理要求进行处置。 3. 接触甲类传染病患者时应按要求穿脱防护服，离开病室前，脱去防护服，防护服按医疗废物管理要求进行处置

注：主要参考《医院隔离技术规范》（WS/T 311—2009）。

5. 医务人员疫苗接种的建议（见表 37）

表 37　医务人员疫苗接种的建议

疫苗接种种类	接种对象	接种方法
乙肝疫苗	未进行过完整的乙肝疫苗全程接种，或者血清检测结果显示体内对乙肝病毒无保护性抗体	全程接种：应在 6 个月完成 3 次接种（分别在第 0 个月、1 个月，6 个月各接种 1 次）；第 3 次接种完成后 1～2 个月进行检测，观察是否产生保护性抗体
流感疫苗	全体医务人员	每年接种 1 剂季节性流感疫苗
MMR（麻疹、风疹、腮腺炎）疫苗	出生于 1957 年及以后，未进行过 MMR 疫苗的接种，或者血清检测结果显示体内对麻疹或腮腺炎病毒无保护性抗体	接种 2 剂 MMR 疫苗，接种第 1 针后至少 28 天接种第 2 针
	出生于 1957 年及以后，未进行过 MMR 疫苗的接种，或者血清检测结果显示体内对风疹病毒无保护性抗体	接种 1 剂 MMR 疫苗
水痘疫苗	未患过水痘、未接种过水痘疫苗，或者血清检测结果显示体内对水痘病毒无保护性抗体	接种 2 剂水痘疫苗，2 剂之间间隔 4 周
百白破疫苗（破伤风、白喉、百日咳）	全体医务人员	未接种过百白破疫苗的人员建议立即接种 1 剂百白破疫苗（不管以往接种过的百白破疫苗剂次）
		每 10 年加强接种 1 次白破疫苗（白喉一破伤风）
		孕期的医务工作者应在每个怀孕期接种 1 剂百白破疫苗
脑膜炎球菌疫苗	经常暴露于或需要分离脑膜炎奈瑟菌的医务人员	接种 1 剂脑膜炎球菌疫苗

6. 新冠肺炎疫情防控期间医疗机构不同区域工作岗位个人防护用品选择（见表 38）

表 38 新冠肺炎疫情防控期间医疗机构不同区域工作岗位个人防护用品选择

	区域	岗位或操作	防护级别	一次性工作帽	医用外科口罩	医用防护口罩	护目镜/防护面罩	正压头套或等配物品	工作服	防渗隔离衣	医用防护服	一次性乳胶手套	一次性鞋套
门诊	预检分诊	门急诊患者分导诊	1	○	●				●				
	普通诊室	普通诊疗	1	○	●				●				
	呼吸科、感染科、老年科诊室	普通诊疗	1	○	●	★			●				
	口腔科、耳鼻喉科	普通诊疗	1	○	●				●				
		喷溅风险操作	2	●		●	●		●	●		●	
	发热门诊	诊疗	2	●		●	●		●	⊗	⊗	●	●
	门诊药房、收费人员、咨询工作人员等	—	1	○	●				●				
检查科室、医技科室	心电图、门诊换药、穿刺等普通检查治疗室	普通患者检查	1	●	●		○		●	○		○	
	医学影像（放射、超声等）	普通患者检查	1	●	●				●				
		疑似或确诊新冠肺炎患者检查	2	●		●	●		●	⊗	⊗	●	●
	消化内镜、纤维支气管镜、耳鼻喉镜及肺功能室	普通患者检查	2	●	●	★	●		●	●		●	
	检验科、病理科	普通患者检查	1	●	●		○		●	○		●	
		疑似或确诊新冠肺炎患者检查	3	●		●	●	○	●	⊗	⊗	●	●

续表

	区域	岗位或操作	防护级别	一次性工作帽	医用外科口罩	医用防护口罩	护目镜/防护面罩	正压头套或等配物品	工作服	防渗隔离衣	医用防护服	一次性乳胶手套	一次性鞋套
检查科室、医技科室	消毒供应中心	普通区域的物品回收、清点、清洗	1	●	●		○		●	○		●	
		疑似或确诊新冠肺炎患者相关区域的物品回收、清点、清洗	2	●		●	●		●	⊗	⊗	●	●
病房	普通患者病房	普通患者诊疗	1	○	●		○		●	○		○	
	疑似或确诊新冠肺炎患者病房	普通诊疗操作	2	●		●	●		●	⊗	⊗	●	●
		气溶胶操作	3	●		●	●	○	●	⊗	⊗	●	
	手术室	疑似或确诊新冠肺炎患者手术	3	●		●	●	○	●	⊗	⊗	●	
		普通患者手术	1	●	●		○		●			●	

注：主要参考《新冠肺炎疫情期间医疗机构不同区域工作岗位个人防护专家共识》《应对秋冬季新冠肺炎疫情医疗救治工作方案》。

●表示优先选择。

○表示必要时，如涉及喷溅操作时或在有条件的情况下可选择。

⊗表示 2 选 1，不同时使用。

★表示根据医务人员操作的风险等级进行划分，属于疫情中、高风险区域者。

六、医院感染监测

1. 医院感染管理质量控制指标（见表 39）

表 39　医院感染管理质量控制指标

指标名称	单位	定义	计算公式	指标意义	指标说明
医院感染发病率	%	住院患者中新发医院感染患者的比例	医院感染发病率＝新发医院感染人数/同期住院患者总数×100%	反映医院感染总体发病情况	1. 分母为住院患者人数，而非出院患者人数，计算方式为期初在院人数与观察期入院人数相加。 2. 该指标全年的值不能通过各月的分子、分母值的累加获得，每个统计时段需重新计算分母
医院感染现患率	%	确定时段或时点住院患者中，医院感染患者数占同期住院患者总数的比例	医院感染现患率＝确定时段或时点住院患者中医院感染患者数/同期住院患者总数×100%	反映确定时段或时点医院感染的实际情况	1. 分子包括在调查时仍未治愈的既往医院感染患者以及调查期间的新发医院感染患者。 2. 产科中跟随母亲的新生儿不在住院患者统计范围内，以实际占用病床的住院患者人数为准
医院感染病例漏报率	%	应当报告而未报告的医院感染患者数占同期应报告医院感染患者总数的比例	医院感染患者漏报率＝应当报告而未报告的医院感染患者数/同期应报告医院感染患者总数×100%	反映医疗机构对医院感染患者诊断、报告情况及医院感染监测、管理工作能力	1. 漏报的界定尚无统一标准，但从实践出发可以考虑：某医院感染患者截至其出院，其主管医生都未报告的则算作漏报。 2. 一名住院患者有 2 个例次及以上的医院感染且均漏报，分子算 1，只要该患者漏报 1 个例次的医院感染即算漏报
多重耐药菌感染发现率	%	多重耐药菌感染患者数占同期住院患者总数的比例	多重耐药菌感染发现率＝多重耐药菌感染患者数/同期住院患者总数×100%	反映医疗机构内多重耐药菌感染情况	1. 分子仅纳入导致医院感染的多重耐药菌人数，多重耐药菌若为定植菌或污染菌则不纳入统计。 2. 若同一名患者发生同一耐药菌多个感染部位的医院感染，分子算 1。 3. 不同的多重耐药菌应分别计算该率，如针对 CRAB 和 MRSA 应分别计算 CRAB 感染发现率和 MRSA 感染发现率。 4. 主要包括 5 类 7 种重点多重耐药菌，分别为 MRSA、VRE 屎肠球菌、VRE 粪肠球菌、CRAB、CRPA、CRE 大肠埃希菌及 CRE 肺炎克雷伯菌

续表

指标名称	单位	定义	计算公式	指标意义	指标说明
多重耐药菌检出率	%	特定多重耐药菌检出菌株数与该病原体检出菌株总数的比例	多重耐药菌检出率=特定多重耐药菌检出菌株数/同期该细菌检出总数×100%	反映医疗机构内多重耐药菌检出情况	1. 不同的多重耐药菌应分别计算该率。 2. 分子应计算医院感染、社区感染、定植、重复的多重耐药菌，排除污染的多重耐药菌。 3. 仅统计住院患者，不纳入门诊患者
医务人员手卫生依从率	%	医务人员在规定手卫生时期实际实施手卫生次数占应实施手卫生次数的比例	手卫生依从率=手卫生实际执行时机数/同期应执行手卫生时机数×100%	反映医务人员手卫生意识和执行情况	主要通过直接观察法获取手卫生依从率数据
住院患者抗菌药物使用率	%	住院患者中使用抗菌药物的人数占同期患者总数的比例	住院患者抗菌药物使用率=住院患者中应用抗菌药物的人数/同期住院患者总数×100%	反映医疗机构内住院患者抗菌药物使用及管理情况	分子仅纳入抗菌药物全身给药（包括口服、肌肉注射、静脉注射等）的患者，不包括局部用药的患者
住院患者抗菌药物治疗前病原学送检率	%	抗菌药物治疗的住院患者中治疗前病原学送检的人数所占的比例	住院患者抗菌药物治疗前病原学送检率=治疗性应用抗菌药物前病原学送检的人数/同期住院患者中治疗性应用抗菌药物的人数×100%	反映医疗机构住院患者抗菌药物治疗、送检及管理情况	指向特定病原体与非指向特定病原学检验指标分别统计。指向特定病原体的病原学检验项目包括细菌培养、真菌培养等，非指向特定病原体的病原学检验项目包括降钙素原、白介素-6等
Ⅰ类切口手术抗菌药物预防使用率	%	Ⅰ类切口手术中预防使用抗菌药物的手术所占的比例	Ⅰ类切口手术抗菌药物预防使用率=住院患者Ⅰ类切口手术中预防性应用抗菌药物的患者数/同期住院患者中接受Ⅰ类切口手术患者总数×100%	反映医疗机构住院患者Ⅰ类切口手术中预防使用抗菌药物的情况	住院手术患者从入院日期至出院日期的全身预防性抗菌药物应用均可视为围术期抗菌药物预防应用

续表

指标名称	单位	定义	计算公式	指标意义	指标说明
Ⅰ类切口手术部位感染率	%	Ⅰ类切口中发生手术部位感染的频率	Ⅰ类切口手术部位感染率=Ⅰ类切口手术部位发生感染的手术患者数/同期接受Ⅰ类切口手术患者总数×100%	反映医疗机构对Ⅰ类切口手术的医院感染防控和管理的情况	1. 分子统计时同一患者同一次住院有多个Ⅰ类切口发生手术部位感染，仅算作1。 2. 分母统计时同一患者同一次住院多个Ⅰ类切口手术，仅算作1
血管内导管相关血流感染发病率	例/千导管日	使用血管内导管的住院患者单位插管时间内新发生血管内导管相关血流感染的频率	血管内导管相关血流感染发病率=新发生血管内导管相关血流感染的例次数/同期住院患者血管内导管使用天数×1000‰	反映血管内导管相关血流性感染情况和医院感染防控能力	1. 血管内导管置管不足3天的患者不纳入分母统计。 2. 若只对重症监护室（ICU）监测该指标则应说明非全院数据
呼吸机相关性肺炎发病率	例/千机械通气日	使用呼吸机的住院患者单位插管时间内新发生呼吸机相关性肺炎的频率	呼吸机相关性肺炎发病率=新发生呼吸机相关性肺炎的例次数/同期住院患者呼吸机使用天数×1000‰	反映呼吸机相关肺炎感染情况和医院感染防控能力	1. 带呼吸机不足3天的患者不纳入分母统计。 2. 若只对ICU监测该指标则应说明非全院数据
导尿管相关尿路感染发病率	例/千导尿管日	导尿管使用的住院患者单位插管时间内新发生导尿管相关尿路感染的频率	导尿管相关尿路感染发病率=新发生导尿管相关尿路感染的例次数/同期住院患者导尿管使用天数×1000‰	反映导尿管相关尿路感染情况和医院感染防控能力	1. 导尿管置管不足3天的患者不纳入分母统计。 2. 若只对ICU监测该指标则应说明非全院数据

注：主要参考《医院感染管理质量控制指标》（2015年版）。

2. 医院感染暴发控制

（1）医院感染暴发控制报告时限（见表40）。

表 40　医院感染暴发控制报告时限

暴发等级	报告时限
5 例以上疑似医院感染暴发，3 例以上医院感染暴发	医院 12 小时内报告所在地县级卫生行政部门和疾病预防控制机构
5 例以上医院感染暴发，感染暴发直接导致患者死亡，感染暴发导致 3 人以上人身损害后果	省级卫生行政部门专家组确认后 24 小时内报告至国家卫生健康委员会
10 例以上的医院感染暴发，特殊病原体或新发病原体感染，可能造成重大公共影响或者严重后果的医院感染	医院 2 小时内报告所在地县级卫生行政部门和疾病预防控制机构，所在地县级卫生行政部门确认后，应当在 2 小时内逐级上报至省级卫生行政部门。省级卫生行政部门进行调查，确认发生左述情形的，应当在 2 小时内上报至国家卫生健康委员会

注：主要参考《医院感染暴发报告及处置管理规范》(卫医政发〔2009〕73 号)。

（2）医院感染暴发调查步骤（见表 41）。

表 41　医院感染暴发调查步骤

步骤	内容
初步调查	了解发病地点、发病人数、发病人群特征、起始及持续时间、可疑感染源和病原体、可疑传播方式或途径、事件严重程度等
确认暴发	1. 了解发病特点，计算感染率，并与前期及同期比较，与疑似医院感染暴发前相比发病率升高明显并且具有统计学意义，或医院感染聚集性病例存在流行病学关联，则可确认医院感染暴发，应开展进一步调查。疾病的流行程度未达到医院感染暴发水平，但疾病危害大、可能造成严重影响、具有潜在传播危险时，仍应开展进一步调查。 2. 排除假暴发。 3. 采取边调查边控制的方式开展工作
预调查	结合临床症状、体征、实验室检查，核实病例诊断，明确致病因子类型（细菌、病毒或其他因素）
确定调查范围和病例定义、搜索病例、进行个案调查	1. 确定调查范围和病例定义：三间分布、流行病学史、临床表现、实验室检查结果。 2. 病例搜索。 3. 个案调查
分析病例三间分布特点	时间、地点、人群特征
分析性流行病学调查和分子流行病学研究	病例对照、队列研究、现场实验研究

续表

步骤	内容
预防和控制感染	积极救治患者，医学观察密接，保护性隔离
评价控制措施效果	一周内无新发病例，或发病率恢复暴发前水平，说明已采取的控制措施有效。新发感染病例持续发生应分析控制无效的原因，评估其他危险因素和调整控制措施
总结与报告	报告题目、背景材料、调查方法、临床资料、实验室资料、流行病学资料、环境卫生学调查资料、调查结果和结论、参考文献等

注：主要参考《医院感染暴发控制指南》（WS/T 524—2016）。

3. 抗菌药物管理

（1）我国抗菌药物临床应用管理评价指标及要求（见表 42）。

表 42　我国抗菌药物临床应用管理评价指标及要求

序号	指标	公式（或释义）	要求						
			三级综合医院	二级综合医院	口腔医院	肿瘤医院	儿童医院	精神病医院	妇产医院（妇幼保健院）
1	抗菌药物品种、品规数量要求	抗菌药物品种数＝本医疗机构药品采购目录中抗菌药物品种数，复方磺胺甲噁唑（磺胺甲噁唑与甲氧苄啶，SMZ/TMP）、呋喃妥因、青霉素 G、苄星青霉素、5—氟胞嘧啶可不计在品种数内	≤50	≤35	≤35	≤35	≤50	≤10	≤40
		同一通用名称抗菌药物	注射剂型≤2 种，具有相似或相同药理学特征的抗菌药物不得重复采购						
			口服剂型≤2 种，具有相似或相同药理学特征的抗菌药物不得重复采购						
		头霉素类抗菌药物品规	≤2 个						
		三代及四代头孢菌素（含复方制剂）类抗菌药物品规	口服剂型≤5 个						
			注射剂型≤8 个						
		碳青霉烯类抗菌药物品规	注射剂型≤3 个						

序号	指标	公式（或释义）	要求						
			三级综合医院	二级综合医院	口腔医院	肿瘤医院	儿童医院	精神病医院	妇产医院（妇幼保健院）
1	抗菌药物品种、品规数量要求	氟喹诺酮类抗菌药物品规	口服剂型≤4 个						
			注射剂型≤4 个						
		深部抗真菌类品规	≤5 个						
2	抗菌药物使用率	$\text{门诊患者使用抗菌药物的百分率}=\frac{\text{门诊患者使用抗菌药物人次}}{\text{同期门诊总人次}}\times100\%$	≤20%	≤20%	≤20%	≤10%	≤25%	≤5%	≤20%
		$\text{急诊患者使用抗菌药物的百分率}=\frac{\text{急诊患者使用抗菌药物人次}}{\text{同期急诊总人次}}\times100\%$	≤40%	≤40%	≤50%	≤10%	≤50%	≤10%	≤20%
		$\text{住院患者使用抗菌药物的百分率}=\frac{\text{出院患者使用抗菌药物总例数}}{\text{同期出院总例数}}\times100\%$	≤60%	≤60%	≤70%	≤40%	≤60%	≤5%	≤60%
3	住院患者抗菌药物使用强度	$\text{抗菌药物使用强度}=\frac{\text{住院患者抗菌药物消耗量（累计 DDD 数）}}{\text{同期收治患者人天数}}\times100$ 注：同期收治患者人天数＝同期出院患者人数×同期出院患者平均住院天数	≤40 DDDs	≤40 DDDs	≤40 DDDs	≤30 DDDs	≤20 DDDs（按照成人规定日计量标准计算）	≤5 DDDs	≤40 DDDs
4	Ⅰ类切口手术预防用抗菌药物比例	$\text{Ⅰ类切口手术预防用抗菌药物百分率}=\frac{\text{Ⅰ类切口手术预防用药例数}}{\text{同期Ⅰ类切口手术总例数}}\times100\%$	Ⅰ类切口手术患者预防使用抗菌药物比例不超过 30%，原则上不联合预防使用抗菌药物；腹股沟疝修补术（包括补片修补术）、甲状腺疾病手术、乳腺疾病手术、关节镜检查手术、颈动脉内膜剥脱手术、颅骨肿物切除手术和经血管途径介入诊断手术患者原则上不预防使用抗菌药物						

续表

序号	指标	公式（或释义）	要求						
			三级综合医院	二级综合医院	口腔医院	肿瘤医院	儿童医院	精神病医院	妇产医院（妇幼保健院）
5	Ⅰ类切口手术预防使用抗菌药物合理情况	$\text{Ⅰ类切口手术预防用药疗程≤24 小时百分率}=\frac{\text{Ⅰ类切口手术预防用药疗程≤24 小时的例数}}{\text{同期Ⅰ类切口手术预防总例数}}\times 100\%$	—						
		$\text{Ⅰ类切口手术预防用药时机合理率}=\frac{\text{Ⅰ类切口手术前 0.5～1.0 小时内给药例数}}{\text{同期Ⅰ类切口手术预防用药总例数}}\times 100\%$	100%						
		$\text{Ⅰ类切口手术预防用药品种选择适宜的百分率}=\frac{\text{Ⅰ类切口手术预防用药品种选择符合指南的例数}}{\text{同期Ⅰ类切口手术预防用药总例数}}\times 100\%$	—						
6	住院患者抗菌药物静脉输液占比	$\text{住院患者抗菌药物静脉输液占静脉输液百分率}=\frac{\text{住院患者抗菌药物静脉输液例数}}{\text{同期住院患者静脉输液总例数}}\times 100\%$	—						
7	静脉输液使用率	$\text{门诊患者静脉输液使用率}=\frac{\text{门诊患者静脉输液使用人次}}{\text{同期门诊患者总人次}}\times 100\%$	—						
		$\text{急诊患者静脉输液使用率}=\frac{\text{急诊患者静脉输液使用人次}}{\text{同期急诊患者总人次}}\times 100\%$	—						
		$\text{住院患者静脉输液使用率}=\frac{\text{住院患者静脉输液使用例数}}{\text{同期住院患者总例数}}\times 100\%$	—						

续表

序号	指标	公式（或释义）	要求						
			三级综合医院	二级综合医院	口腔医院	肿瘤医院	儿童医院	精神病医院	妇产医院（妇幼保健院）
8	住院患者静脉输液平均每床日使用袋（瓶）数	$\text{住院患者静脉输液平均每床日使用袋（瓶）数}=\frac{\text{住院患者静脉输液总袋（瓶）数}}{\text{同期住院患者实际开放总床日数}}$	—						
9	接受抗菌药物治疗的住院患者抗菌药物使用前微生物（合格标本）送检率	$\text{接受抗菌药物治疗的住院患者微生物送检率}=\frac{\text{使用抗菌药物治疗的住院患者微生物标本送检例数}}{\text{同期使用抗菌药物治疗的住院患者总例数}}\times 100\%$	≥30%						
		$\text{接受限制使用级抗菌药物治疗的住院患者微生物送检率}=\frac{\text{使用限制使用级抗菌药物治疗的住院患者微生物标本送检例数}}{\text{同期使用限制使用级抗菌药物治疗的住院患者总例数}}\times 100\%$	≥50%						
		$\text{接受特殊使用级抗菌药物治疗的住院患者微生物送检率}=\frac{\text{使用特殊使用级抗菌药物治疗的住院患者微生物标本送检例数}}{\text{同期使用特殊使用级抗菌药物治疗的住院患者总例数}}\times 100\%$	≥80%						
10	处方点评	$\text{每月接受处方点评的医师比率}=\frac{\text{每月接受处方点评的医师人次}}{\text{具有抗菌药物处方权的医师人次}}\times 100\%$	≥25%						
		每位接受处方点评医师被点评处方（医嘱）数量	不少于50份处方（或50条医嘱）						

注：1. 医疗机构确因诊疗工作需要，采购的抗菌药物品种和品规数量超过上述规定的，按照《抗菌药物临床应用管理办法》办理。

2. 表格中的空白项，表明该指标未设定标准要求，医疗机构应当做好相关指标数据的统计、分析工作。

3. 表格中所称合格标本是指下呼吸道痰标本（上皮细胞<10个/低倍视野、白细胞数>25个/低倍视野）、肺泡灌洗液、清洁中段尿液、组织和血液、脑脊液等无菌体液标本。

4. 表格中第7项“静脉输液使用率”、第8项“住院患者静脉输液平均每床日使用袋（瓶）数”是指所有药物的静脉输液，不单指抗菌药物的静脉输液。

5. 本表主要参考《关于进一步加强抗菌药物临床应用管理工作的通知》（国卫办医发〔2015〕42号）。

（2）我国常见手术预防用抗菌药物（见表43）。

表43　我国常见手术预防用抗菌药物[a, b]

手术名称	切口类别	可能的污染菌	抗菌药物选择
脑外科手术（清洁，无植入物）	Ⅰ	金黄色葡萄球菌，凝固酶阴性葡萄球菌	第一、二代头孢菌素[c]，MRSA感染高发医疗机构的高危患者可用（去甲）万古霉素
脑外科手术（经鼻窦、鼻腔、口咽部手术）	Ⅱ	金黄色葡萄球菌，链球菌属，口咽部厌氧菌（如消化链球菌）	第一、二代头孢菌素[c]±[e]甲硝唑，或克林霉素＋庆大霉素
脑脊液分流术	Ⅰ	金黄色葡萄球菌，凝固酶阴性葡萄球菌	第一、二代头孢菌素[c]，MRSA感染高发医疗机构的高危患者可用（去甲）万古霉素
脊髓手术	Ⅰ	金黄色葡萄球菌，凝固酶阴性葡萄球菌	第一、二代头孢菌素[c]
眼科手术（如白内障手术、青光眼手术、角膜移植手术、泪囊手术、眼穿通伤手术）	Ⅰ、Ⅱ	金黄色葡萄球菌，凝固酶阴性葡萄球菌	局部应用妥布霉素或左氧氟沙星等
头颈部手术（恶性肿瘤，不经口咽部黏膜）	Ⅰ	金黄色葡萄球菌，凝固酶阴性葡萄球菌	第一、二代头孢菌素[c]
头颈部手术（经口咽部黏膜）	Ⅱ	金黄色葡萄球菌，链球菌属，口咽部厌氧菌（如消化链球菌）	第一、二代头孢菌素[c]±[e]甲硝唑，或克林霉素＋庆大霉素
颌面外科（下颌骨折切开复位或内固定，面部整形术有移植物手术，正颌手术）	Ⅰ	金黄色葡萄球菌，凝固酶阴性葡萄球菌	第一、二代头孢菌素[c]
耳鼻喉科（复杂性鼻中隔鼻成形术，包括移植）	Ⅱ	金黄色葡萄球菌，凝固酶阴性葡萄球菌	第一、二代头孢菌素[c]
乳腺手术（乳腺癌、乳房成形术，有植入物如乳房重建术）	Ⅰ	金黄色葡萄球菌，凝固酶阴性葡萄球菌，链球菌属	第一、二代头孢菌素[c]

续表

手术名称	切口类别	可能的污染菌	抗菌药物选择
胸外科手术（食管、肺）	Ⅱ	金黄色葡萄球菌，凝固酶阴性葡萄球菌，肺炎链球菌，革兰氏阴性菌	第一、二代头孢菌素[c]
心血管手术（腹主动脉重建，下肢手术切口涉及腹股沟，任何血管手术植入人工假体或异物，心脏手术，安装永久性心脏起搏器）	Ⅰ	金黄色葡萄球菌，凝固酶阴性葡萄球菌	第一、二代头孢菌素[c]，MRSA 感染高发医疗机构的高危患者可用（去甲）万古霉素
肝胆系统及胰腺手术	Ⅱ、Ⅲ	革兰氏阴性菌，厌氧菌（如脆弱拟杆菌）	第一、二代头孢菌素或头孢曲松[c]±[e]甲硝唑，或头霉素类
胃、十二指肠、小肠手术	Ⅱ、Ⅲ	革兰氏阴性菌，链球菌属，口咽部厌氧菌（如消化链球菌）	第一、二代头孢菌素[c]，或头霉素类
结肠、直肠、阑尾手术	Ⅱ、Ⅲ	革兰氏阴性菌，厌氧菌（如脆弱拟杆菌）	第一、二代头孢菌素[c]±[e]甲硝唑，或头霉素类，或头孢曲松±[e]甲硝唑
经直肠前列腺活检	Ⅱ	革兰氏阴性菌	氟喹诺酮类[d]
泌尿外科手术：进入泌尿道或经阴道的手术（经尿道膀胱肿瘤或前列腺切除术、异体植入及取出、切开造口、支架的植入及取出）及经皮肾镜手术	Ⅱ	革兰氏阴性菌	第一、二代头孢菌素[c]，或氟喹诺酮类[d]
泌尿外科手术：涉及肠道的手术	Ⅱ	革兰氏阴性菌，厌氧菌	第一、二代头孢菌素[c]，或氨基糖苷类＋甲硝唑
有假体植入的泌尿系统手术	Ⅱ	葡萄球菌属，革兰氏阴性菌	第一、二代头孢菌素[c]＋氨基糖苷类，或万古霉素
经阴道或经腹腔子宫切除术	Ⅱ	革兰氏阴性菌，肠球菌属，B 族链球菌，厌氧菌	第一、二代头孢菌素（经阴道手术加用甲硝唑）[c]，或头霉素类
腹腔镜子宫肌瘤剔除术（使用举宫器）	Ⅱ	革兰氏阴性菌，肠球菌属，B 族链球菌，厌氧菌	第一、二代头孢菌素[c]±[e]甲硝唑，或头霉素类
羊膜早破或剖宫产术	Ⅱ	革兰氏阴性菌，肠球菌属，B 族链球菌，厌氧菌	第一、二代头孢菌素[c]±[e]甲硝唑
人工流产：刮宫术、引产术	Ⅱ	革兰氏阴性菌，肠球菌属，链球菌属，厌氧菌（如脆弱拟杆菌）	第一、二代头孢菌素[c]±[e]甲硝唑，或多西环素

续表

手术名称	切口类别	可能的污染菌	抗菌药物选择
会阴撕裂修补术	Ⅱ、Ⅲ	革兰氏阴性菌，肠球菌属，链球菌属，厌氧菌（如脆弱拟杆菌）	第一、二代头孢菌素[c]±[e]甲硝唑
皮瓣转移术（游离或带蒂）或植皮术	Ⅱ	金黄色葡萄球菌，凝固酶阴性葡萄球菌，链球菌属，革兰氏阴性菌	第一、二代头孢菌素[c]
关节置换成形术、截骨、骨内固定术、腔隙植骨术、脊柱术（应用或不用植入物、内固定物）	Ⅰ	金黄色葡萄球菌，凝固酶阴性葡萄球菌，链球菌属	第一、二代头孢菌素[c]，MRSA 感染高发医疗机构的高危患者可用（去甲）万古霉素
外固定架植入术	Ⅱ	金黄色葡萄球菌，凝固酶阴性葡萄球菌，链球菌属	第一、二代头孢菌素[c]
截肢术	Ⅰ、Ⅱ	金黄色葡萄球菌，凝固酶阴性葡萄球菌，链球菌属，革兰氏阴性菌，厌氧菌	第一、二代头孢菌素[c]±[e]甲硝唑
开放骨折内固定术	Ⅱ	金黄色葡萄球菌，凝固酶阴性葡萄球菌，链球菌属，革兰氏阴性菌，厌氧菌	第一、二代头孢菌素[c]±[e]甲硝唑

注：主要参考《关于印发〈抗菌药物临床应用指导原则（2015 年版）〉的通知》（国卫办医发〔2015〕43号）。

[a]所有清洁手术通常不需要预防用药，仅在有前述特定指征时使用。

[b]胃及十二指肠手术、肝胆系统手术、结肠和直肠手术、阑尾手术、Ⅱ或Ⅲ类切口的妇产科手术中，如果患者对β—内酰胺类抗菌药物过敏，可用克林霉素＋氨基糖苷类，或氨基糖苷类＋甲硝唑。

[c]有循证医学证据的第一代头孢菌素主要为头孢唑林，第二代头孢菌素主要为头孢呋辛。

[d]我国大肠埃希菌对氟喹诺酮类耐药率高，预防应用需严加限制。

[e]“±”是指两种及两种以上药物可联合应用。

（3）美国相关机构推荐的外科手术预防用抗菌药物（见表44）。

表44　美国相关机构推荐的外科手术预防用抗菌药物

手术	类型	首选推荐抗菌药物[a, b]	对β－内酰胺类过敏时或次选推荐抗菌药物	证据强度[c]
心脏手术	冠状动脉旁路手术	头孢唑林，头孢呋辛	克林霉素[d]，万古霉素[d]	A
	心脏装置植入手术（如心脏起搏器植入）	头孢唑林，头孢呋辛	克林霉素[d]，万古霉素[d]	A
	心室辅助装置	头孢唑林，头孢呋辛	克林霉素[d]，万古霉素[d]	C
胸部手术	非心脏手术，包括肺叶切除术、全肺切除术、肺切除术和开胸手术	头孢唑林，氨苄西林/舒巴坦	克林霉素[d]，万古霉素[d]	A
	胸腔镜手术	头孢唑林，氨苄西林/舒巴坦	克林霉素[d]，万古霉素[d]	C
胃及十二指肠手术[e]	进入胃肠腔内的手术（减肥手术，胰十二指肠切除术）[f]	头孢唑林	克林霉素或万古霉素＋氨基糖苷类[g]或氨曲南或氟喹诺酮类[h−j]	A
	不进入胃肠腔内的手术（抗反流手术，高选择性迷走神经切断术），治疗高危患者	头孢唑林	克林霉素或万古霉素＋氨基糖苷类[g]或氨曲南或氟喹诺酮类[h−j]	A
胆道手术	开腹手术	头孢唑林，头孢西丁，头孢替坦，头孢曲松[k]，氨苄西林/舒巴坦[h]	克林霉素或万古霉素＋氨基糖苷类[g]或氨曲南或氟喹诺酮类[h−j]； 甲硝唑＋氨基糖苷类[g]或氟喹诺酮类[h−j]	A
	腹腔镜手术：择期，低风险[l]	—	—	A
	腹腔镜手术：择期，高风险[l]	头孢唑林，头孢西丁，头孢替坦，头孢曲松[k]，氨苄西林/舒巴坦[h]	克林霉素或万古霉素＋氨基糖苷类[g]或氨曲南或氟喹诺酮类[h−j]； 甲硝唑＋氨基糖苷类[g]或氟喹诺酮类[h−j]	A
阑尾手术	阑尾切除术治疗单纯性阑尾炎（无并发症）	头孢西丁，头孢替坦，头孢唑林＋甲硝唑	克林霉素＋氨基糖苷类[g]或氨曲南或氟喹诺酮类[h−j]； 甲硝唑＋氨基糖苷类[g]或氟喹诺酮类[h−j]	A

续表

手术	类型	首选推荐抗菌药物[a,b]	对β－内酰胺类过敏时或次选推荐抗菌药物	证据强度[c]
小肠手术	非梗阻性	头孢唑林	克林霉素＋氨基糖苷类[g]或氨曲南或氟喹诺酮类[h–j]	C
	梗阻性	头孢唑林＋甲硝唑，头孢西丁，头孢替坦	甲硝唑＋氨基糖苷类[g]或氟喹诺酮类[h–j]	C
疝修补术	疝根治术和疝缝补术	头孢唑林	克林霉素[d]，万古霉素[d]	A
结肠、直肠手术[m]	—	头孢唑林＋甲硝唑，头孢西丁，头孢替坦，氨苄西林/舒巴坦[h]，头孢曲松＋甲硝唑[n]，厄他培南	克林霉素或万古霉素＋氨基糖苷类[g]或氨曲南或氟喹诺酮类[h–j]； 甲硝唑＋氨基糖苷类[g]或氟喹诺酮类[h–j]	A
头、颈部手术	清洁手术	—	—	B
	植入假体的清洁手术(不包括鼓室造口术)	头孢唑林，头孢呋辛	克林霉素[d]	C
	清洁－污染的肿瘤手术	头孢唑林＋甲硝唑，头孢呋辛＋甲硝唑，氨苄西林/舒巴坦[h]	克林霉素[d]	A
	其他的清洁－污染手术（除外扁桃体切除术和功能性内镜鼻窦手术）	头孢唑林＋甲硝唑，头孢呋辛＋甲硝唑，氨苄西林/舒巴坦[h]	克林霉素[d]	B
神经外科手术	择期开颅术和脑脊液分流术	头孢唑林	克林霉素[d]，万古霉素[d]	A
	鞘内泵植入术	头孢唑林	克林霉素[d]，万古霉素[d]	C
剖宫产	—	头孢唑林	克林霉素＋氨基糖苷类[g]	A
子宫切除术	经阴道或腹部手术	头孢唑林，头孢替坦，头孢西丁，氨苄西林/舒巴坦[h]	克林霉素或万古霉素＋氨基糖苷类[g]或氨曲南或氟喹诺酮类[h–j]； 甲硝唑＋氨基糖苷类[g]或氟喹诺酮类[h–j]	A
眼科手术	—	局部使用新霉素－多黏菌素 B－短杆菌肽或第四代氟喹诺酮类[h–j]药物（加替沙星或莫西沙星），每 5～15 min 滴 1 滴，共 5 剂[o]； 在手术结束时可选用结膜下注射头孢唑林 100 mg 或前房内注射头孢唑林 1.0～2.5 mg	—	B

续表

手术	类型	首选推荐抗菌药物[a, b]	对β一内酰胺类过敏时或次选推荐抗菌药物	证据强度[c]
骨科手术	涉及手、膝或脚的清洁手术，不涉及异物植入	—	—	C
	脊柱手术（无论是否使用器械）	头孢唑林	克林霉素[d]，万古霉素[d]	A
	髋部骨折修复术	头孢唑林	克林霉素[d]，万古霉素[d]	A
	植入内固定装置（如钉子、螺钉、金属板、钢丝）	头孢唑林	克林霉素[d]，万古霉素[d]	C
	全关节置换术	头孢唑林	克林霉素[d]，万古霉素[d]	A
泌尿系统手术	有感染风险的下尿路器械手术（包括经直肠前列腺活检）	氟喹诺酮类[h-j]，甲氧苄啶/磺胺甲噁唑，头孢唑林	氨基糖苷类[g]±克林霉素	A
	清洁手术（不进入泌尿道）	头孢唑林［若要放置假体材料建议添加单剂量氨基糖苷类[g]（例如阴茎假体）］	克林霉素[d]，万古霉素[d]	A
	涉及假体植入	头孢唑林±氨基糖苷类[g]，头孢唑林±氨曲南，氨苄西林/舒巴坦[h]	克林霉素±氨基糖苷类[g]或氨曲南，万古霉素±氨基糖苷类[g]或氨曲南	A
	清洁手术（进入泌尿道）	头孢唑林［若要放置假体材料建议添加单剂量氨基糖苷类[g]（例如阴茎假体）］	氟喹诺酮类[h-j]，氨基糖苷类[g]±克林霉素	A
	清洁一污染手术	头孢唑林＋甲硝唑，头孢西丁	氟喹诺酮类[h-j]，氨基糖苷类[g]＋甲硝唑或克林霉素	A
血管手术[p]	—	头孢唑林	克林霉素[d]，万古霉素[d]	A
心脏，肺，心肺联合移植[q]，心脏移植[r]	—	头孢唑林	克林霉素[d]，万古霉素[d]	A（基于心脏手术）
肺和心肺联合移植[r, s]	—	头孢唑林	克林霉素[d]，万古霉素[d]	A（基于心脏手术）

续表

手术	类型	首选推荐抗菌药物[a, b]	对β－内酰胺类过敏时或次选推荐抗菌药物	证据强度[c]
肝移植[q, t]	—	哌拉西林/他唑巴坦，头孢噻肟＋氨苄西林	克林霉素或万古霉素＋氨基糖苷类[g]或氨曲南或氟喹诺酮类[h—j]	B
胰腺和胰肾移植[r]	—	头孢唑林，氟康唑［用于患者有真菌感染的高危因素时（如胰腺肠内引流者）］	克林霉素或万古霉素＋ 氨基糖苷类[g]或氨曲南或氟喹诺酮类[h—j]	A
整形手术	有高危因素的清洁手术或清洁－污染手术	头孢唑林，氨苄西林/舒巴坦[h]	克林霉素[d]，万古霉素[d]	C

注：

[a]抗菌药物应在行手术切口前 60 min 内使用（万古霉素或氟喹诺酮类药物则需在切口前 120 min 内开始给药）。虽然通常单剂量预防是足够的，但所有手术的预防时间应少于 24 h。如果使用半衰期较短的药物（例如头孢唑林、头孢西丁），当手术时间超过建议的重复给药间隔（从术前给药开始算起），则应重新给药。如果发生长时间或过度出血，或者有其他可能缩短药物半衰期的因素（例如大面积烧伤），也需要重新给药。对于药物半衰期可能延长的患者（如肾功能不全或肾衰竭患者），可不需要重新给药。

[b]对于已存在 MRSA 定植的患者，推荐在术前予以单剂万古霉素。

[c] 支持使用或不使用预防用药的证据强度分为 A（Ⅰ～Ⅲ）、B（Ⅳ～Ⅵ）、C（Ⅶ）。Ⅰ级证据来自大型、完成过程良好的随机对照临床试验，Ⅱ级证据来自小型、完成过程良好的随机对照临床试验，Ⅲ级证据来自完成良好的队列研究，Ⅳ级证据来自完成良好的病例对照研究，Ⅴ级证据来自进行过程欠佳的不受控制的研究，Ⅵ级证据是有争议的但倾向于支持该建议的证据，Ⅶ级证据为专家意见。

[d]对于可能存在除葡萄球菌和链球菌以外的其他病原体的手术，可以考虑使用对这些病原体具有活性的药物。例如，如果有监测数据表明革兰氏阴性菌是手术部位感染（SSI）的原因，可以考虑将克林霉素或万古霉素与另一种药物联用（对β－内酰胺类不过敏者可选头孢唑林，对β－内酰胺类过敏者可选氨曲南、庆大霉素或单剂量氟喹诺酮类）。

[e]对于术后胃十二指肠感染风险较高的患者应考虑予以预防性用药，如胃液 pH 值增加（可由组胺 H_2 受体拮抗剂或质子泵抑制剂导致）、胃十二指肠穿孔、胃动力下降、胃出口梗阻、胃出血、病态肥胖或癌症患者。当手术操作未进入胃肠腔内时，可不需要预防性使用抗菌药物。

[f]考虑选用的抗菌药物活性需覆盖胆道感染。

[g]庆大霉素或妥布霉素。

[h]由于大肠埃希菌对氟喹诺酮类和氨苄西林/舒巴坦的耐药性增加，在使用前应参考本地人群的敏感性情况。

[i]环丙沙星或左氧氟沙星。

[j]对于所有年龄段的患者，氟喹诺酮类药物均会导致肌腱炎和肌腱断裂的风险增加，但单剂量预防性使用时其发生风险的可能性很小。尽管对于某些儿童可能需要使用氟喹诺酮类药物作为外科手术的抗菌药物，但在某些临床试验中其不良事件的发生率高于对照组，因此它们并不是儿科首选的药物。

[k]头孢曲松的使用应仅限于在手术前未确定的急性胆囊炎或急性胆道感染，但需要抗菌治疗的患者；而不是针对非感染性胆道疾病（包括未发生感染的胆绞痛或运动障碍）而接受胆囊切除术的患者。

[l]腹腔镜胆囊切除术感染性并发症风险高的因素包括急诊手术、糖尿病、手术时间长、术中胆囊破裂、年龄>70 岁、从腹腔镜手术转为开腹胆囊切除术、美国麻醉医师协会评分 3 级或 3 级以上、术前 30 天内发生绞痛、非感染性并发症、急性胆囊炎、胆汁溢出、黄疸、妊娠、无功能胆囊、免疫抑制和假体植入。由于许多危险因素在手术干预前是不可能确定的，因此对所有接受腹腔镜胆囊切除术的患者给予单一剂量的抗菌药物预防可能是合理的。

[m]对于大多数患者，除静脉注射外还应给予机械性肠道准备，口服硫酸新霉素加红霉素碱或口服硫酸新霉素加甲硝唑预防。

[n]SSI 分离出革兰氏阴性菌株，对第一代和第二代头孢菌素的耐药性增加时，单剂量头孢曲松联合甲硝唑可能比常规使用碳青霉烯类药物更可取。

[o]术后继续局部使用抗菌药物的必要性尚未确定。

[p]头臂血管手术没有常规的预防措施。虽然没有支持的证据，但对于接受包括血管假体或贴片植入（例如颈动脉内膜剥脱术）的头臂血管手术的患者可能会受益于预防。

[q]相关指南对围术期预防性使用抗菌药物以防止 SSIs 提出了建议，而不提供预防免疫抑制移植患者机会性感染的建议（例如抗真菌或抗病毒药物）。

[r]在这些移植手术中需要术中暂时安装左心室辅助装置并发生慢性感染的患者也可能受益于覆盖感染病原体的方案。

[s]预防方案可能需要修改，以覆盖从移植前的供体肺或受体中分离出的任何潜在病原体，包括革兰氏阴性菌（例如铜绿假单胞菌）或真菌。接受移植前培养阴性的肺移植的患者，应酌情接受其他类型的心胸外科手术的抗菌药物预防方案。采用肺移植治疗囊性纤维化的患者应接受 7～14 d 的抗菌药物治疗，并根据移植前的培养和药敏结果选择抗菌药物。

[t]预防用药方案可能需要修改，以覆盖肝移植前从受体分离出的任何潜在病原体，包括 VRE。

七、重点防控措施

1. 手术部位感染和侵入性器械感染重点防控措施

（1）手术部位感染（surgical site infection，SSI）重点防控措施（见表 45）。

表 45　手术部位感染重点防控措施

时机	项目	防控措施
术前	营养支持	建议接受大手术的低体质量患者口服或鼻饲富含多种营养素的营养液以预防 SSI
	免疫抑制剂的使用	不建议以预防 SSI 为目的在术前停用免疫抑制剂
	皮肤准备	术前沐浴：患者至少在手术前的晚上使用肥皂（抗菌或非抗菌）或抗菌剂（如 2%氯己定）进行淋浴或全身沐浴
		消毒：除非有禁忌证，手术备皮时应使用含酒精的速干消毒剂
		去除毛发：不推荐去除准备接受手术患者的毛发，如果确有必要，只能使用剪刀去除毛发，并在手术当日进行
	围术期预防性抗菌药物的使用（术前用药）	静脉输注抗菌药物时，应在皮肤、黏膜切开前 0.5～1.0 小时内或麻醉开始时给药，在输注完毕后开始手术。万古霉素或氟喹诺酮类应在术前 1～2 小时开始给药
		剖宫产手术时，皮肤切开前注射适当的肠外预防性抗菌药物
		机械性肠道准备与口服抗生素： 1. 建议术前口服抗生素联合机械性肠道准备以降低择期行结直肠手术的成年患者发生 SSI 的风险。 2. 不推荐对择期行结直肠手术的成年患者只实施机械性肠道准备（不联合口服抗生素）
		对某些手术导致的 SSI 会引起严重后果者，如心脏人工瓣膜置换术、人工关节置换术等，若术前发现有耐甲氧西林金黄色葡萄球菌（MRSA）定植的可能或者该机构 MRSA 感染率高，可选用万古霉素、去甲万古霉素预防感染，但应严格控制用药持续时间
		不要将抗菌药物直接涂抹至手术切口
		尚无随机对照试验证实植入术前将假体装置浸入抗菌液能预防 SSI
		在手术备皮后即刻使用密封剂预防 SSI 是没有必要的
		不推荐为预防 SSI 使用抗菌或非抗菌的塑料铺巾

续表

时机	项目	防控措施
术前	血糖控制	不管患者是否有糖尿病，围术期均需控制患者血糖水平，将血糖水平维持在 200 mg/dL（11.1 mmol/L）以下
	鼻前庭去定植	鼻腔内携带金黄色葡萄球菌患者进行心胸外科或骨科手术时，应在围手术期鼻内使用 2%莫匹罗星软膏，联用或不联用葡萄糖酸氯己定沐浴液
	外科手消毒	医务人员戴无菌手套之前用抗菌皂液和流动水洗手，或使用含酒精的速干消毒剂进行外科手消毒
术中	手术室环境	相比于普通手术间，层流手术间并不能避免 SSI 的发生
		频繁地开关手术间门将导致 SSI 的发生风险增加
	围术期预防性抗菌药物和抗菌涂层缝线的使用（术中用药）	手术时间超过 3 小时或超过所用药物半衰期的 2 倍以上，或者成人出血量超过 1500 ml，术中应追加一次抗菌药物
		建议在各类手术中使用抗菌涂层缝线以预防 SSI
	术中输血	不要为了预防 SSI，不给手术患者输入必要的血液制品
	液体治疗	建议采用目标导向性液体治疗以降低 SSI 风险
	维持正常体温	维持患者在围术期体温正常
	无纺布、手术铺巾和手术衣、贴膜	无菌的一次性无纺布或可重复利用的手术铺巾和手术衣均可用于预防 SSI
		不一定使用塑料贴膜以预防 SSI
	切口保护套	腹部清洁一污染切口、污染切口和污秽或感染切口可考虑使用切口保护套
	切口冲洗	可考虑在关闭切口前使用聚维酮碘溶液冲洗切口，特别时清洁切口和清洁一污染切口。不应以预防 SSI 为目的，在关闭切口前使用抗生素溶液冲洗切口
	预防性伤口负压治疗	对高风险的一期缝合切口，建议预防性使用伤口负压治疗
	切口敷料	不建议以预防 SSI 为目的在一期缝合的切口上应用特殊敷料
术后	氧合控制	对于肺功能正常、行气管插管和全麻的患者，手术时和手术结束立即拔管后应维持较高浓度的氧气吸入
	围术期预防性抗菌药物和抗菌敷料的使用（术后用药）	手术切口一期缝合后在手术切口使用抗菌敷料来预防 SSI 的临床利弊尚不清楚
		清洁、清洁一污染及污染手术的预防用药时间均应≤24 小时。心脏手术及污染手术可视情况延长至 48 小时

（2）侵入性器械感染重点防控措施（见表46）。

表46　侵入性器械感染重点防控措施

时机	呼吸机相关性肺炎	中央导管相关血流感染	导尿管相关尿路感染
置管前	1. 制订操作规程和防控制度。 2. 培训操作人员。 3. 尽可能使用无创通气。 4. 如无禁忌证，尽量使用带声门下吸引的插管	1. 制订操作规程和防控制度。 2. 培训医务人员，确保插管资质。 3. 评估置管指征，避免不必要的置管。 4. 肥胖患者避免经股静脉置管	1. 制订操作规程和防控制度。 2. 培训操作人员。 3. 严格掌握留置导尿管的适应证，避免不必要的留置导尿。 4. 检查无菌导尿包，避免过期、破损、潮湿，选择大小合适、材质合规的导尿管
置管时	严格执行手卫生和无菌技术	1. 置管过程中保证最大化无菌屏障。 2. 使用全套的静脉穿刺和导管包。 3. 使用含酒精的氯己定消毒穿刺点皮肤	1. 严格执行手卫生和无菌技术，动作轻柔。 2. 充分消毒尿道口，置管过程中避免污染，如导尿管被污染应当重新更换导尿管
置管后	1. 每天评估，尽早拔管。 2. 每天停用一次镇静剂，暂停镇静时进行自发呼吸实验。 3. 口腔护理（6～8小时1次）。 4. 抬高床头30°～45°（无禁忌证时）。 5. 促进早期活动。 6. 声门下吸引。 7. 只有污染或故障的时候才更换呼吸机管路。 8. 使用无菌水湿化呼吸机管路，每24小时更换1次。 9. 冷凝水收集杯保持在最低位。 10. 每日清洁消毒呼吸机表面	1. 每天评估，尽早拔管。 2. 再次连接导管前，对导管连接器各端口进行消毒，擦拭时间至少5秒。 3. 每2天更换1次纱布敷料或每5～7天更换1次透明敷料，如潮湿或污染应及时更换。 4. 尽量专人护理置管患者。 5. 每日氯己定擦浴（年龄＞2个月）	1. 每天评估，尽早拔管。 2. 妥善固定导尿管，保证集尿袋高度低于膀胱水平，避免接触地面。 3. 保持尿液引流装置密闭、通畅和完整，禁止打开导尿管采集尿液标本；活动或搬运时夹闭引流管，防止尿液逆流。 4. 每日清洁或冲洗尿道口，大便失禁的患者清洁后还应当进行消毒。 5. 使用个人专用的收集容器，及时清空集尿袋中的尿液。 6. 不常规使用含消毒剂或抗菌药物的溶液进行膀胱冲洗或灌注。 7. 不宜频繁更换导尿管，若污染立即更换

2. 艰难梭菌感染的防控措施（见表 47）

表 47　艰难梭菌感染的防控措施

对象	措施
患者	停用可疑的抗菌药物
	单间安置，采取接触隔离措施
	勤洗手和沐浴
医护人员	流动水洗手
	听诊器等设备专人专用
	正确穿/脱隔离衣、戴/摘手套
环境	张贴警示牌
	2000～5000 mg/L 含氯消毒剂或有杀芽孢能力的消毒剂消毒
	使用一次性/专用便盆，专用马桶刷
	谢绝访客

3. 手足口病的防控措施（见表 48）

表 48　手足口病的防控措施

项目	措施
建筑布局	收治手足口病患者的病室属于感染性疾病科，建筑布局符合医院卫生学要求，具备隔离预防功能，区域设有污染、潜在污染及清洁区，标识清楚，互不交叉，能隔离患者
手卫生	1. 手上无可见污物时可采用手消毒剂，采用 0.05%过氧乙酸消毒液或 0.5%碘伏溶液涂擦或浸泡（不可选氯己定或 75%醇类消毒剂），作用 2～3 分钟。 2. 手上有可见污物时，需使用流动水和洗手液（肥皂）搓揉冲洗双手，去除手部皮肤污垢、碎屑和部分微生物，六步洗手法，搓揉至少 15 秒，流动水冲洗净

续表

项目	措施
隔离措施	1. 患者尽量单间安置，患同种疾病的患者可置于同一室内，每间病室不超过 4 名患者，两病床之间距离不少于 1.1 m。 2. 病房通风良好，每日开窗通风大于 2 次，每次大于 30 分钟，或使用动态空气消毒机，每日大于 2 次，每次大于 30 分钟
清洁消毒	1. 先清洁，再消毒。每日环境物表清洁消毒 2 次，患者出院后对病室进行终末消毒。 2. 方法：物表采用 500 mg/L 含氯消毒液进行消毒，作用 15 分钟后用清水擦拭，污染的地面、墙面采用 1000 mg/L 含氯消毒液进行消毒，作用 10 分钟
护目镜、防护面罩	佩戴时机： 1. 对患者进行可能发生血液、体液、分泌物喷溅的诊疗护理操作时。 2. 近距离接触患者时。 3. 对患者进行气管切开、气管插管等可能发生患者血液、体液、分泌物喷溅时，使用全面性防护面罩。 4. 佩戴前检查确定佩戴物品无破损，佩戴装置无松懈，每次使用后清洁消毒，需正确脱摘
隔离衣	使用时机： 1. 接触患者时。 2. 患者血液、体液、分泌物、排泄物可能喷溅时
帽子	应佩戴一次性帽子，且一次性使用；帽子被血液、体液污染时应立刻更换
污水及粪便	进入医院污水处理系统，消毒处理达到无害化，当无法进入时，可每升污水加入 4 g 漂白粉或 2 片消毒泡腾片搅匀，作用 60 分钟

注：主要参考资料和规范：

(1)《中华人民共和国传染病防治法》。
(2)《医疗卫生机构医疗废物管理办法》（卫生部令第 36 号）。
(3)《全国传染病信息报告管理工作技术指南》（2016 版）。
(4)《医务人员手卫生规范》（WS/T 313—2019）。
(5)《手消毒剂通用要求》（GB 27950—2020）。
(6)《医院空气净化管理规范》（WS/T 368—2012）。
(7)《传染病院建筑设计规范》（GB 50849—2014）。
(8) 中华人民共和国卫生部. 手足口病疫源地消毒指南 [J]. 中国实用乡村医生杂志，2012，19 (19)：6—8。
(9) 中华人民共和国国家卫生和计划生育委员会. 手足口病监测试点运行方案 [J]. 中国实用乡村医生杂志，2015，22 (21)：3—6。
(10)《关于印发〈手足口病诊疗指南（2018 年版）〉的通知》（国卫办函〔2018〕327 号）。

4. 诺如病毒的防控措施（见表 49）

表 49　诺如病毒的防控措施

项目		措施
手卫生		用洗手液和流动水洗手（含酒精的速干消毒液擦手不如洗手有效）
衣物、被褥等织物处理		避免抖动，500 mg/L 的含氯消毒剂作用 10 min
物表、用具等清洁消毒	呕吐物、粪便	5000～10000 mg/L 含氯消毒剂作用 30 min 以上后清除或排放，然后容器用＞5000 mg/L 含氯消毒剂浸泡 30 min 后冲洗
	物体表面	1000 mg/L 含氯消毒剂作用 30 min 后擦拭
	墙壁	1000 mg/L 含氯消毒剂，100～300 ml/m^2 喷洒，作用时间＞15 min
	地面	1000 mg/L 含氯消毒剂，100～300 ml/m^2 喷洒，作用时间＞15 min，至少 2 次
	食品用具	500 mg/L 含氯消毒剂作用 10 min 后洗净
	水箱、桶装水机、直饮水机	1000 mg/L 含氯消毒剂浸泡 1 小时后冲洗

5. 多重耐药菌管理

（1）我国重点监控的 5 类多重耐药菌名称以及判断标准（见表 50）。

表 50　我国重点监控的 5 类多重耐药菌名称以及判断标准

英文简写	中文名称	菌种	判断标准
CRAB	耐碳青霉烯类抗菌药物鲍曼不动杆菌	鲍曼不动杆菌	对碳青霉烯类抗菌药物中任一种（如亚胺培南、美罗培南等）耐药
CRE	耐碳青霉烯类抗菌药物肠杆菌科细菌	最常见的为肺炎克雷伯菌，较常见的有大肠埃希菌、阴沟肠杆菌、产酸克雷伯菌、弗氏柠檬酸杆菌等	对碳青霉烯类抗菌药物中任一种（如亚胺培南、美罗培南、厄他培南等）耐药
CRPA	耐碳青霉烯类抗菌药物铜绿假单胞菌	铜绿假单胞菌	对碳青霉烯类抗菌药物中任一种（如亚胺培南、美罗培南等）耐药

续表

英文简写	中文名称	菌种	判断标准
MRSA	耐甲氧西林金黄色葡萄球菌	金黄色葡萄球菌	头孢西丁筛选试验阳性或对苯唑西林耐药
VRE	耐万古霉素肠球菌	最常见的为屎肠球菌，耐万古霉素的粪肠球菌少见	对万古霉素耐药

（2）WHO 耐药细菌优先级别列表（见表 51）。

表 51　WHO 耐药细菌优先级别列表

优先级别	重要性	名称
1 级	极为重要	碳青霉烯类耐药鲍曼不动杆菌
		碳青霉烯类耐药铜绿假单胞菌
		碳青霉烯类耐药或三代头孢菌素耐药的肠杆菌科细菌
2 级	高度重要	万古霉素耐药屎肠球菌
		甲氧西林耐药或万古霉素耐药金黄色葡萄球菌
		克拉霉素耐药幽门螺杆菌
		氟喹诺酮类耐药弯曲菌
		氟喹诺酮类耐药沙门菌
		三代头孢菌素耐药或氟喹诺酮类耐药淋病奈瑟菌
3 级	中等重要	青霉素不敏感的肺炎链球菌
		氨苄西林耐药流感嗜血杆菌
		氟喹诺酮类耐药志贺菌

（3）多重耐药菌主要防控措施（见表 52）。

表 52　多重耐药菌主要防控措施

概要	措施类别	具体措施
两卫生	手卫生	针对“两前三后”五个指征，采用六步洗手法
	环境卫生	常规每天≥2 次使用 500 mg/L 含氯消毒剂对环境进行清洁、消毒，用 75%的酒精/消毒湿巾对医疗设备进行消毒。出现多重耐药菌感染暴发或者疑似暴发时，适当增加清洁、消毒频次
两监测	监测感染和定植患者	1. 抗菌药物抗菌谱监测。 2. 基于临床标本的多重耐药菌感染发现率/发病密度监测。 3. 采用主动筛查（多重耐药菌经过手卫生、清洁消毒等常规措施仍无法控制时）
	监测环境中的定植或污染	当有流行病学证据证明环境可能与多重耐药菌传播相关或环境在医院感染暴发中发挥作用时，进行环境（物体表面、公用设施等）中的微生物监测培养
两隔离	患者隔离安置	1. 首选单间隔离或同种多重耐药菌感染患者集中隔离，确有困难时可将患者安置在房间的角落。 2. 张贴接触隔离标识（床旁、腕带及病历牌等）。 3. 限制医生查房人数，多重耐药菌感染患者的护理人员尽可能固定
	接触隔离预防	1. 正确穿戴个人防护用品（如隔离衣及手套等）。 2. 限制转运，如确需转运，应通知医技科室及中央运输等部门做好防护。 3. 听诊器、血压计、体温表等诊疗用品专人专用，不能专人专用的每次使用后清洁消毒
其他	合理使用抗菌药物，尽可能减少不必要的抗菌药物使用	
	避免拥挤，双人间或多人间中尽可能增加床间距	
	监督、检查和反馈多重耐药菌防控措施的依从性	
	加快住院患者周转，降低平均住院日	
	加强信息化建设，及时通知临床医护人员	

注：主要参考 WHO：Guidelines for the prevention and control of carbapenem－resistant Enterobacteriaceae，Acinetobacter baumannii and Pseudomonas aeruginosa in health care facilities。

（4）多重耐药菌监测方法。

①多重耐药菌主动筛查的指征（见表 53）。

表 53　多重耐药菌主动筛查的指征

不同情况	常见指征
非耐药菌感染暴发时	1. 预估入住 ICU>2 天的患者。 2. 需入住新生儿 ICU 的患儿。 3. 需进行器官、骨髓/干细胞移植的患者。 4. 器官移植的供体。 5. 需进行心脏手术的患者（仅需筛查 MRSA）
暴发或怀疑暴发时	宜对涉及病区的所有入院和在院患者进行筛查

注：主动筛查需要消耗大量医疗资源，有条件的医疗机构宜依据自身医疗服务的特点和耐药菌监测数据等资料，确定特定或高风险人群。目前较为成熟的主动筛查方法主要有粪便或直肠拭子（CRE）、鼻前庭拭子（MRSA）和粪便或直肠拭子（VRE）。

②主动筛查的多重耐药菌菌种、采样部位、检测与报告（见表 54）。

表 54　主动筛查的多重耐药菌菌种、采样部位、检测与报告

针对菌种	采样部位	检测与报告
MRSA	1. 鼻前庭（主要定植部位）。 2. 也可选择咽喉部、腋窝、会阴、腹股沟、手或手臂、皮肤或伤口表面、气道内及伤口部位的标本	1. 选择性快速显色培养法（最常用）：不同菌落形态的判断依据厂家说明书进行，一般培养 18～24 小时即可报告结果。 2. 核酸检测方法（最快速）：直接提取标本核酸进行检测，可在数小时内报告结果
CRAB	直肠拭子，并结合咽喉部、会阴部、气道内及伤口部位的标本	
CRPA		
CRE	1. 粪便（最理想）。 2. 直肠拭子（最常用）。 3. 也可选择肛周、气道内及伤口部位的标本	
VRE	1. 粪便（最理想）。 2. 直肠拭子（最常用）	

八、医院感染监管要点

1. 普通病房医院感染监管要点（见表 55）

表 55　普通病房医院感染监管要点

监管要点		监管内容
管理要求	医院感染管理小组	成立病区医院感染管理小组
		病区负责人为医院感染管理小组第一责任人
		成员包括医师和护士，医师宜具有主治及以上职称
		工作职责：①制定本病区的医院感染管理制度、防控措施及流程，并组织实施；②对本病区医院感染进行监测，及时报告，定期对医院感染监测及防控工作落实情况进行自查、分析，发现问题，及时改进，并做好记录；③落实医院抗菌药物管理相关规定；④负责本病区工作人员医院感染知识和技能的培训；⑤接受医院对本病区医院感染管理工作的督查与指导，落实相关改进措施，评价改进效果并做好记录
		定期召开会议：每季度召开一次会议，讨论科室医院感染存在的问题、改进措施、效果评价，促进持续质量改进。 有问题随时召开会议
	医院感染管理兼职人员	根据科室情况酌情给兼职人员设定院感工作时间，每周 0.5 天到 1.5 天不等
		工作职责：本科室医院感染知识的培训、本科室医院感染散发病例的监测、多重耐药菌的管理、手卫生的落实情况、一次性物品的管理、职业防护及医疗废物的管理等
	普通工作人员	积极参加医院感染相关知识和技能培训
		遵守标准预防的原则，落实标准预防的具体措施
		遵循医院及本病区医院感染相关制度
		开展医院感染的监测，按照医院要求进行报告
		医师需了解本病区、本专业相关医院感染特点，包括感染率、感染部位、感染病原体及多重耐药菌感染情况
		进行注射、换药等操作时，应遵守无菌技术操作规程
		保洁员、配膳员、工人等应掌握与本职工作相关的清洁、消毒等知识和技能

续表

监管要点	监管内容
教育与培训	培训对象：本科室医务人员、进修人员、规培人员、实习人员、保洁人员、护工、陪护
	培训内容：①医院感染预防与控制的重要性和必要性；②标准预防的概念和主要措施；③手卫生的重要性、时机、方法及注意事项；④环境和物表的清洁消毒；⑤多重耐药菌感染病例的处理流程、防控措施；⑥医疗废物的处理；⑦职业暴露的正确处理与防护
	培训频率：定期开展培训，至少每季度一次
	培训考核：可采用现场提问、随堂测试、操作演练等方式，评价培训效果
	培训记录要求：①专人负责记录培训时间、培训内容；②参训人员亲笔签名；③记录应字迹工整、整洁；④培训内容应附讲稿或课件等材料
布局与设施	病区内病房（室）、治疗室等各功能区域内的房间应布局合理，洁污分区明确
	收治传染病患者的医院应具备隔离条件，独立设区，病房通风良好
	设施、设备应符合医院感染防控要求，应设有适于隔离的房间和手卫生设施，包括洗手池、清洁剂、干手设施（如干手纸巾、速干手消毒剂）等
	治疗室等区域内应分区明确，洁污分开，配手卫生设施。保持清洁干燥，通风良好。没有与室外直接通风条件的房间应配置空气净化装置
	新建、改建病房（室）内宜设置独立卫生间，多人间内各床床距应＞0.8 m，病室床位数单排不应超过 3 床，双排不应超过 6 床
医院感染监测	监测内容包括医院感染病例监测、医院感染目标性监测、医院感染暴发监测、多重耐药菌感染的监测等
	应按医院要求报告医院感染病例，对监测发现的危险因素进行分析，及时采取有效控制措施
	应根据本病区医院感染防控特点开展针对性的风险因素监测
	怀疑医院感染暴发时，及时报告医院感染管理部门，并配合调查，落实感控制度
	发现传染病疫情或其他传染病暴发、流行及突发原因不明的传染病时，应立即报告传染病疫情管理部门，并配合医院和疾病预防控制部门调查

续表

监管要点		监管内容
消毒相关监测		使用成分不稳定消毒剂（如含氯消毒剂、过氧乙酸等）时，应现配现用，并在每次配置后监测浓度，符合要求方可使用
		采用紫外线灯进行空气及物表消毒时，应关好门窗，在无人的情况下使用，并监测紫外线灯辐射强度及灯管照射累计时间
		怀疑医院感染暴发与空气、物表、医务人员手、消毒剂等污染有关时，应对空气、物表、医务人员手、消毒剂等进行监测，并针对目标微生物进行检测
预防与控制措施	标准预防措施	所有在岗人员应掌握标准预防的概念
		科室按需配置防护用品，在岗人员熟知防护用品的使用原则
		规范使用锐器盒，一次性锐器用后即入锐器盒
		熟悉职业暴露处理流程，发生职业暴露，能按流程处理并上报
	手卫生	手卫生设施的位置应方便医务人员、患者、陪护人员使用，应具有醒目、正确的手卫生标识
		手卫生设施包括洗手池、洗手液、擦手纸、手卫生方法宣传画、垃圾桶
		洗手液、速干手消毒剂宜为一次性包装
		开展医务人员手卫生正确性和依从性的自查和监督检查，发现问题，及时改进
		病房、治疗室、治疗车、查房车均应配置速干手消毒剂，并在有效期内使用
		监控科室速干手消毒剂的使用量（日消耗毫升数/床）
	清洁与消毒	地面无明显污染时，采用湿式清洁，每日 2 次；每 2 周用含有效氯 500 mg/L 的消毒剂消毒 1 次，作用 10 分钟以上；当地面受到患者血液、体液等明显污染时，先用吸湿材料（毛巾或纸巾等）去除可见的污染物，清洁后再用含有效氯 2000 mg/L 的消毒剂拭消毒，使用后的吸湿材料作为医疗废物处理
		病房物体（如床栏、床头柜、门把手、灯开关、水龙头等）表面无明显污染时，湿式清洁，每日清洁 2 次。当物体表面受到患者血液、体液等明显污染时，处理方法同地面消毒。 擦拭不同患者单元的物品之间应更换布巾并做手卫生，若戴手套应更换手套并做手卫生；各种擦拭布巾应分区使用，用后统一清洗消毒，干燥备用

续表

监管要点		监管内容
预防与控制措施	隔离	至少设置 1 间用于隔离的房间，宜在建筑物的一端
		根据疾病传播途径，采取接触隔离、飞沫隔离或空气隔离措施，标识正确、醒目
		隔离的确诊或疑似传染病患者或隔离的非传染病感染患者，除确诊为同种病原体感染之外，应安置在单人隔离房间
		隔离患者的物品应专人专用，定期清洁与消毒，患者出院或转院、死亡后应进行终末消毒
		工作人员根据疾病的传播途径，选择并正确使用个人防护用品，包括隔离衣、医用防护口罩、医用外科口罩、手套、防护服等，并进行手卫生
	消毒物品与无菌物品的管理	抽出的药液和配制好的静脉输注用无菌液体，放置时间不应超过 2 小时；启封抽吸的各种溶媒不应超过 24 小时
		无菌棉球、纱布的灭菌包装一经打开，使用时间不应超过 24 小时；干罐储存的无菌持物钳使用时间不应超过 4 小时
		碘伏、复合碘消毒剂、季铵盐类、氯己定、碘酊类皮肤消毒剂应注明开瓶日期或失效日期，开瓶后的有效期应遵循厂家的使用说明，无明确规定使用期限的应根据使用频次确定失效日期
		盛放消毒剂进行消毒与灭菌的容器，应达到相应的消毒与灭菌水平
	一次性医疗器械的管理	一次性医疗器械应一次性使用
		使用前应检查包装的完好性，有无污损，并在有效期内使用
		使用过程中密切观察患者反应，如发生异常，应立即停止使用，做好留样与登记，并及时按照医院要求及时报告。同批未用过的物品应封存备查
	医疗废物及污水的管理	正确分类与收集，感染性医疗废物置于黄色废物袋内，锐器置于锐器盒内
		医疗废物容器应符合要求，不得遗洒。标识明显、正确，医疗废物不应超过包装容器容量的 3/4。应使用有效的封口方式，封闭包装容器的封口
		少量的药物性废物可放入感染性废物袋内，但应在标签上注明
		科室应认真填写《医疗垃圾交接本》，并保存 3 年备查。 如有电子交接平台，根据相关要求进行
		传染病患者产生的医疗废物应使用双层包装物包装，并及时密封
		不应取出放入包装容器内的医疗废物

2. 内镜室医院感染监管要点（见表56）

表56　内镜室医院感染监管要点

监管要点		监管内容
管理要求	建立健全规章制度	建立健全岗位职责，清洗消毒操作规程，质量管理、监测、职业安全防护、继续教育和培训等管理制度
	人员管理	内镜清洗消毒人员相对固定，人员数量与工作量相匹配，掌握医院感染管理知识
		应有内镜清洗消毒人员关于内镜清洗消毒知识和相关医用感染预防与控制知识的培训及记录
布局与设施	基本要求	应设立办公区、患者候诊区、诊疗室、清洗消毒室、内镜与附件储存库，面积应与工作需要相匹配
		不同系统软式内镜的诊疗工作应分室进行
	内镜诊疗室	软式内镜及附件数量应与诊疗工作量相匹配
		灭菌内镜的诊疗环境至少达到非洁净手术室的要求
	清洗消毒室	独立设置，通风良好，如采用机械通风，宜采取“上送下排”方式，换气次数宜≥10次/小时，最小新风量宜达到2次/小时
		清洗消毒流程做到由污到洁，在清洗消毒室适当的位置以文字或图片方式张贴操作规程
		内镜清洗消毒设备齐全（包括清洗槽、全管道灌流器、内镜专用刷、压力水枪、压力气枪、测漏仪器、计时器、运送容器、擦拭巾、垫巾等）
		不同系统内镜清洗槽、内镜自动清洗消毒机分开设置和使用
清洗消毒相关规程	基本原则	进入人体无菌组织、器官，或接触破损皮肤、破损黏膜的软式内镜及附件应进行灭菌
		与完整黏膜相接触，而不进入人体无菌组织、器官，也不接触破损皮肤、破损黏膜的软式内镜及附件，应进行高水平消毒
		与完整皮肤接触而不与黏膜接触的用品宜进行低水平消毒或清洁
		至少每天测漏1次
		消毒后内镜用纯化水或无菌水进行终末漂洗，采用浸泡灭菌的内镜用无菌水进行终末漂洗
		每日诊疗工作开始前，对当日拟使用的消毒内镜进行再次消毒、漂洗、干燥

续表

监管要点		监管内容
清洗消毒相关规程	清洗消毒流程	严格执行预处理： 1. 内镜从患者体内取出后，在与光源及视频处理器拆离之前，应立即用含有清洗液的湿巾或湿纱布擦去外表面污染物，擦拭用品应一次性使用。 2. 反复送气与送水至少 10 秒。 3. 将内镜的先端置入装有清洗液的容器中，启动吸引功能，抽吸清洗液直至其流入吸引管。 4. 盖好内镜防水盖。 5. 放入运送容器，送至清洗消毒室
		手工清洗时严格按照内镜清洗消毒流程执行
		手工清洗时多酶洗液一用一更换
		使用内镜清洗消毒机前应对内镜进行预处理、测漏、清洗和漂洗
	储存	内镜储存柜内表面应光滑、无缝隙，便于清洁和消毒，应通风良好，保持干燥
		内镜干燥后储存于内镜与附件储存柜内，镜体应悬挂，弯角固定钮应置于自由位，并将取下的各类按钮和阀门单独储存
	设施、设备及环境的清洁消毒	每日清洗消毒工作结束，应对清洗槽、漂洗槽等彻底刷洗，并采用含氯消毒剂、过氧乙酸或其他符合国家相关规定的消毒剂进行消毒
		每次更换消毒剂时，应彻底刷洗消毒槽
		每日诊疗及清洗消毒工作结束后，应对内镜中心的环境进行清洁和消毒处理
	监测与记录	每季度对消毒剂染菌量、内镜消毒效果（采用轮换抽检的方式，每次抽检 25%。内镜数量少于等于 5 条的，每次全部监测；多于 5 条的，每次监测数量应不低于 5 条）、医务人员手卫生、环境进行监测并记录
		按要求进行消毒剂有效浓度监测并记录
		每条内镜的使用、清洗消毒情况应进行登记。登记内容应当包括诊疗日期、患者标识、内镜编号、清洗消毒的起止时间以及操作人员姓名等
		登记内容应具有可追溯性，消毒剂浓度监测记录的保存期应≥6 个月，其他监测资料的保存期应≥3 年

续表

监管要点		监管内容
预防与控制措施	手卫生	手卫生设施设备齐全，内镜诊疗室、清洗消毒室配备非手触式水龙头
		工作人员手卫生依从性、正确性
	职业防护	防护用品齐备（帽子、口罩、手套、护目镜/防护面罩、防水围裙/防水隔离衣、专用鞋等）
		内镜清洗人员穿戴必要的防护用品，包括工作服、防水围裙、口罩、帽子、手套等
		诊疗操作人员根据暴露风险穿戴合适的防护用品
	医疗废物	正确进行医疗废物分类
		使用后锐器规范处置
		锐器盒内容物不得超过容量 3/4，应及时打包收集
		医疗废物登记本记录、签字规范

3. 血液透析室医院感染监管要点（见表 57）

表 57　血液透析室医院感染监管要点

监管要点	监管要求
制度建设	血液透析室应加强医院感染的预防与控制工作，建立并落实相关规章制度和工作规范，科学设置工作流程，降低发生医院感染的风险。相关制度包括： 1. 医院感染管理制度。 2. 医务人员培训制度。 3. 隔离与消毒制度。 4. 医务人员手卫生制度。 5. 职业安全防护制度。 6. 设备设施使用及维护制度。 7. 一次性使用医疗用品管理制度。 8. 消毒器械管理及监测制度。

续表

监管要点	监管要求
制度建设	9. 水处理间工作制度。 10. 配液间工作制度。 11. 复用间工作制度。 12. 透析治疗区域管理制度。 13. 库房管理制度。 14. 医用织物管理制度。 15. 环境清洁消毒制度。 16. 医疗废物管理制度。 17. 透析液和透析用水质量监测制度。 18. 医院感染暴发监测和报告制度。 19. 医院感染暴发应急处置等应急预案
一次性耗材管理	1. 严格执行《医疗机构医用耗材管理办法（试行）》，一次性使用耗材不得重复使用，重复使用的医用耗材，应严格按照要求清洗、消毒或灭菌，并进行效果监测。 2. 耗材的管理：干货仓库的温度≤24 ℃，相对湿度≤70%。耗材包装完整无破损，在有效期内。耗材存放位置应距离地面 20～25 cm，距离墙 5～10 cm，距离天花板≥50 cm
手卫生	1. 当透析期间需要做手卫生时，透析工作人员应正确进行手卫生。手卫生的时机如下。 （1）接触患者前：如进入透析单元护理患者前、接触血管通路部位前、连接或拔除管路针头前。 （2）无菌操作前：置管或连接导管前、实施导管部位护理前、准备肠外营养药物前、静脉输注药物或输液前。 （3）接触患者后：实施患者护理后离开透析单元前、脱手套后。 （4）接触血液、体液后：血液或体液暴露后、接触其他污染液体（如使用后的透析液）后、接触透析器后、接触血液管路或盛装桶后、实施伤口护理或敷料更换后。 （5）接触环境后：接触透析机后、接触透析单元内其他物品后、使用床旁电脑记录后、离开透析单元时、脱手套后。 2. 血液透析患者及其家属/访客进入透析室时，也应正确进行手卫生
安全注射	1. 应在与患者治疗区分开的房间或区域内准备注射，并在检查患者身份后实施注射。 2. 在治疗准备室配制多剂量注射药液（如肝素）时，每个患者应使用一个单独的注射器抽取每一种剂量，不应将多剂量注射瓶带至患者治疗区。 3. 抽出的药液和配制好的药液放置时间不超过 2 小时。 4. 启封抽吸的溶媒放置时间不超过 24 小时。 5. 透析管路预冲后必须 4 小时内使用。 6. 无菌技术操作。

续表

监管要点	监管要求
安全注射	7. 治疗准备室： （1）一次性物品外包装不能进入。 （2）进入治疗准备间应衣帽整洁、戴口罩。 （3）每日空气消毒 2 次，每次 2 小时，并按时记录。 （4）无菌物品与非无菌物品分别放置并位置固定，无过期失效物品。 （5）基数药品数量固定、摆放有序、标签明显，无过期失效药品
血管通路维护	1. 应尽量缩短临时导管留置时间并尽早拔除。 2. 当患者使用透析导管进行透析时，应在每次血液透析时检查导管出口位置和导管接头，判断是否发生感染。 3. 对导管进行操作时应戴口罩和无菌手套。 4. 当动静脉通路用于透析时，在穿刺前应使用抗菌肥皂和水清洗血管通路部位。 5. 血管穿刺时，操作人员应遵循无菌技术
物品管理	1. 患者使用的床单、被套、枕套等物品应当一人一用一更换。 2. 使用各种一次性医疗物品应遵循一次性医疗物品使用原则，用后按照医疗废物处理。 3. 配药时应遵循一药一具，不得交叉使用。进入透析治疗区域的物品不得再次进入治疗准备室。 4. 所有接触过患者的一次性使用物品直接丢弃，所有接触过患者的可复用物品（如治疗车、托盘、仪器等）必须经过清洁、消毒后才可再次进入治疗准备室。 5. 监护仪、除颤器、输液泵、理疗仪等公用医疗器械一人一用一消毒
清洁消毒	1. 透析过程中使用的物品和设备应根据其特点进行清洁、消毒和灭菌。 2. 水处理系统应根据厂家产品说明书定期消毒。 3. 透析治疗区应保持空气清新干燥，每日开窗通风 2 次，每次 30 分钟，或使用通风设施。 4. 物体表面： （1）地面与物体表面应保持清洁、干燥。 （2）每次透析结束后对设备设施、物品表面进行擦拭消毒。 （3）遇明显污染时随时去污、清洁与消毒。 （4）擦拭不同透析单元之间的物品应更换布巾；每次使用后应清洗消毒，干燥备用。 （5）每次透析结束后，应按照透析机使用说明书要求对机器内部管路进行消毒

续表

监管要点	监管要求
隔离	1. 必要时可采取隔离措施防止感染由疑似或确诊感染患者传播。 2. 有急性呼吸道感染症状的患者应戴口罩，进入治疗区后应遵守咳嗽礼仪。 3. 处理所有疑似或确诊感染的患者时，应采取标准预防。根据其传播途径（接触、飞沫或空气），采取额外的防护措施。 4. 需要接触或飞沫隔离的传染病患者应单间隔离、集中隔离，在其他患者完成血液透析治疗后，才能接受透析治疗。 5. 需要空气隔离的传染病患者可在负压病房或单间接受透析治疗
患者筛查	1. 对于新入或转入的患者必须在治疗前进行乙肝、丙肝、梅毒及艾滋病感染的相关检查。 2. 长期透析的患者应该每 6 个月复查 1 次，保留原始记录并登记。 3. 如有患者在透析过程中出现传染病标志物阳性，应立即对密切接触者进行相关标志物检测。 4. 对于暴露于乙肝病毒、丙肝病毒、HIV、梅毒螺旋体，怀疑可能感染的患者，如病毒/螺旋体检测阴性，应重复检测病毒/螺旋体标志物并有记录
监测	1. 环境卫生学监测：空气细菌培养≤4 cfu/5 min，物表、医务人员手细菌培养≤10 cfu/cm^2，每季度监测 1 次，遇医院感染暴发，怀疑与环境污染有关时随时监测。 2. 透析液监测：透析液细菌培养≤100 cfu/ml，每月监测 1 次，内毒素≤0.5 EU/ml，每季度监测 1 次，每台透析机每年至少检测 1 次。 3. 透析用水监测：透析用水细菌培养≤100 cfu/ml，每季度 1 次，内毒素≤0.25 EU/ml，每季度监测 1 次，每台透析机每年至少检测 1 次结果达干预值应有干预记录
职业防护	1. 医务人员进入透析治疗区应当穿工作服、换工作鞋；进行血透操作时应佩戴外科口罩，必要时佩戴防护面罩或护目镜。 2. 配备足够的个人防护设备：手套、外科口罩、防护面罩或护目镜。 3. 医务人员正在使用的防护用品使用方法正确。 4. 医务人员在诊疗过程中实施标准预防。 5. 知晓职业暴露后的处理方法及报告程序。 6. 建立工作人员健康档案，定期（原则上至少 1 次/年）进行健康体检以及乙肝病毒、丙肝病毒、HIV、梅毒螺旋体监测，并管理保存体检资料。建议乙肝病毒易感（HBsAb 阴性）的工作人员注射乙肝疫苗
医疗废物处置	严格执行《医疗废物管理条例》（2011 修订）、《医疗卫生机构医疗废物管理办法》（卫生部令第 36 号）及相关制度规定进行分类、收集、交接与转运，规范医疗废物的管理

4. ICU 医院感染监管要点（见表 58）

表 58　ICU 医院感染监管要点

监管要点	监管内容
医务人员入口	1. ICU 工作人员进入 ICU 更换专用工作服。 2. ICU 工作人员外出时穿外出服。 3. 非 ICU 工作人员进入 ICU 接触患者或进行操作，穿一次性隔离衣。 4. 查房和会诊每床每次最多 3 人
医务人员更衣室	1. 地面清洁，无杂物、污物。 2. 脱下的工作服不能乱丢，放在统一的污衣桶内，定期清洗消毒
配餐室	整洁，不乱丢食物残渣
护士站/医生办公区	1. 随机查看有无戴手套接触办公用品者。 2. 查看办公区消毒记录，达到至少每天 1 次
值班室	1. 整洁、通风、无异味。 2. 穿后工作服未放在床上
治疗室	1. 无物品外包装存放。 2. 无菌物品未过期。 3. 随机查看配药等无菌操作是否正确
辅助检查室（如有）	1. 随机查看是否按流程操作。 2. 无菌物品、消毒用品是否过期
病室	1. 现场查看温度计及其记录，病室温度维持在（24.0±1.5)℃。 2. 查看床单元物体表面消毒记录，达到每天 2 次。 3. 查看床旁仪器消毒记录，达到每天 2 次。 4. 随机查看是否存在一次性医疗用品复用。 5. 随机查看医务人员无菌操作：帽子、口罩佩戴是否标准。 6. 随机查看无菌操作是否规范
探视通道/患者通道	1. 探视人员进入 ICU 穿隔离衣、戴口罩和帽子，人数限制在 1 人/床。 2. 各通道分开，未交叉使用

续表

监管要点	监管内容
医疗废物	1. 与生活垃圾无混装。 2. 分类正确。 3. 交接登记完善。 4. 按专门路线运出，且未走人员通道
环境清洁消毒	定期（如每月）对环境清洁消毒依从性进行监测：荧光标记法或 ATP 检测法
多重耐药菌防控	1. 多重耐药菌防控信息纳入晨交班报告——护士站。 2. 下接触隔离医嘱——护士站。 3. 查看多重耐药菌登记本，消毒记录合格——护士站。 4. 隔离至单间或集中隔离或移至病室的角落——病室。 5. 悬挂隔离标识，包括腕带、床头、病历牌——病室。 6. 接触患者及床旁环境戴手套——病室。 7. 大面积接触穿隔离衣——病室。 8. 医生查房不超过 4 人——病室。 9. 固定 1 名护士护理患者——病室
呼吸机相关性肺炎的防控	1. 随机查看：插管操作是否遵循无菌原则（如有），围观人员不超过 3 人。 2. 查看呼吸机面板清洁消毒记录，达到每天 2 次。 3. 查看呼吸机管路冷凝水杯，保证在最低位，且积水体积不超过容量的 3/4。 4. 查看呼吸机管路，是否有明显分泌物大量堆积。 5. 查看每日评估继续插管必要性的记录
中央导管相关血流感染的防控	1. 随机查看：置管操作是否遵循无菌原则（如有）并使用大铺巾，无菌着装规范，围观人员不超过 2 人且穿隔离衣、戴口罩帽子；开放式病房置管时拉好屏风。 2. 查看中央管路接头，是否用无菌治疗巾包盖好。 3. 查看穿刺点及敷料有无明显渗血、潮湿和脏污。 4. 查看敷料是否过期，纱布敷料不超过 2 天，透明敷料不超过 7 天。 5. 因随机查看重新打开管路后，在连接导管前，对导管连接器各端口进行消毒，涂抹消毒时间不少于 5 秒。 6. 查看每日评估继续置管必要性的记录

续表

监管要点	监管内容
导尿管相关尿路感染的防控	1. 随机查看：置管操作是否遵循无菌原则（如有），并使用导尿包，围观人员不超过 3 人。 2. 查看集尿袋位置，不超过膀胱水平且不接触地面。 3. 查看集尿袋中尿液是否及时清空，倾倒尿液时是否戴手套并每床更换。 4. 查看尿液引流系统是否密闭。 5. 查看每日评估继续插管必要性的记录

5. 手术部（室）医院感染监管要点（见表 59）

表 59　手术部（室）医院感染监管要点

监管要点	监管内容
手术部（室）出入口	查看是否存在工作人员、患者、无菌物品的交叉
	查看人员进出手术部（室）时着装是否正确
	查看更衣室是否清洁，有无可见污物、水渍等
	查看外来仪器设备进入手术部（室）是否消毒
无菌物品存放间	查看无菌物品存放位置：距离天花板≥50 cm，距离地面 20～30 cm，距离墙 5～10 cm
	查看无菌物品是否在有效期内
	查看无菌物品包装是否存在破损、潮湿、松散及无标识等情况
	查看无菌物品的灭菌指示卡是否有血迹、锈迹等污渍
	查看无菌物品存放间的环境（湿度、温度、清洁情况）
内通道	查看内通道地面、墙面的清洁情况
	查看内通道是否放置无菌物品、医疗废物等

续表

监管要点	监管内容
洗手池	查看水龙头数量是否满足需求（水龙头：手术间=1∶1）
	查看手卫生用品是否齐全（擦手巾、外科手消毒液、外科洗手步骤图、计时器）
	查看医务人员外科洗手是否正确
手术间	查看手术人员的穿戴是否正确：医用外科口罩、帽子、手术衣、防护面屏/护目镜（必要时）
	查看无菌操作是否正确：上台人员的术中操作，麻醉医生/护士的静脉置管、气管插管、静脉药物输注等操作
	查看静脉输注药物的存放
	查看皮肤消毒剂是否过期
	查看手术间的环境：温湿度、清洁情况、人员数量、是否频繁开关门
	查看清洁消毒情况：连台手术间的消毒、每日的终末消毒
麻醉复苏室	查看麻醉医生/护士的手卫生依从性
	查看心电图等仪器有无可见污物
外通道	查看清洁情况：有无血迹等
	查看有无污染的布类、医疗废物与清洁的设备仪器放置在一起的情况
	查看各分区的门禁是否处于关闭状态，如外通道与洁净区、污物出口的门禁
消毒灭菌设备	查看物理、化学监测结果是否合格，生物监测是否定期完成
仪器设备	查看仪器设备的消毒及存放，如纤维支气管镜、食道超声探头等
医疗废物暂存点	查看医疗废物包装是否存在渗漏等情况
	查看传染病患者产生的医疗废物包装是否双层、有标识

6. 新生儿室医院感染监管要点（见表 60）

表 60　新生儿室医院感染监管要点

一级防控指标	二级防控指标	三级防控指标	说明
组织架构	管理小组	确定管理小组人员及各自职责，细化到工作安排	—
培训管理	细化内容	制订培训内容、计划及实施方案（内容：法律法规、医院感染控制重要性、手卫生、职业防护、消毒、隔离等）	
质量管理	质量控制	制订科室内质量控制方案和计划，按照计划完成质控工作	
环境管理	隔离病房设置	必须设置一间或多间隔离房间，有条件的医院设置一间负压病房	隔离房间应区分保护隔离新生儿或感染新生儿
	环境物表	医疗区环境清洁消毒需使用消毒剂，普通新生儿科的在用暖箱/新生儿床内表面宜清水进行日常清洁	注意不是新生儿重症监护室
		制订常规医疗区清洁消毒方案，内容涉及消毒剂种类、浓度、实施频次，特殊仪器的消毒应遵照厂家说明	—
		隔离房间/隔离患者的清洁消毒方案应根据病原微生物对消毒剂敏感性和感染风险合理制订	选择合适的消毒剂种类、浓度、实施频次
		奶库管理根据情况制订房间和冰箱消毒计划，应先清洁后消毒再清洁	保障新生儿奶源安全
	空气净化	隔离病房若收治的是患以飞沫或空气传播方式为主的疾病的新生儿，空调系统若为独立系统，应关闭回风，加大新风排量，定期对风口进行清洗消毒；若为非独立系统，应关闭空调，加强对风口的清洗消毒	熟悉空调运行模式，协助做好系统管理及维护
		普通新生儿科空气净化方法为：空气消毒＋自然通风换气＋集中式空调系统/分体式空调（感染手术间设立独立空调系统）	
		依据《医院空气净化管理规范》（WS/T 368—2012），有条件的新生儿重症监护室可以采用洁净技术	
		熟悉后勤对空调风口的清洗消毒计划，协助后勤制订风口清洗消毒计划	
		熟悉及协助做好层流系统和空气消毒机维护计划	

续表

一级防控指标	二级防控指标	三级防控指标	说明
人员管理	入室要求	规范新生儿、医护人员、工勤人员及外来人员着装要求，注意事项包括隔离服、帽子、口罩、专用于病室内防喷溅鞋等	涉及医护人员、新生儿、陪护及外来人员等
		对进入新生儿科人员身份进行识别管理，非直接或间接参与工作人员限制进入	
	探视管理	采用可视化信息系统进行探视，若不能达到，加强人员数量、探视时间、手卫生等管理	
	新生儿安置	感染新生儿与非感染新生儿分开安置；接触导致患病的新生儿与飞沫或空气传播导致患病新生儿分开安置，其中接触导致患病的新生儿中感染新生儿与保护性隔离新生儿应分开安置	
物品管理	储存安全	无菌物品储存空间湿度 35%～65%，温度 22～24 ℃	涉及无菌物品、消毒产品等
		存放架（柜）应离地面 20～25 cm、离墙 5～10 cm、离天花板≥50 cm	
	质量安全	无过期物品、无变质物品、无湿包及包装完好等	
	使用安全	无菌物品严格按照无菌技术操作要求执行	
织物管理	储存管理	参照物品管理中对湿度的要求进行储藏	
	分类收集	感染性织物和脏污织物需分开收集，新生儿使用织物、医务人员使用织物、隔帘、布巾及地巾需分开收集	涉及清洁织物、脏污织物、感染性织物等
隔离病房	人员管理	固定医护人员管理，限制非必要的医务人员进入隔离病房	—
	隔离标识	新生儿腕带、床头卡、隔离病房外醒目地点粘贴隔离标识	
	交接	外出检查或转运时应提前做好交接工作，外出时应悬挂隔离标识	
	职业防护	标准防护基础上应根据疾病传播方式增加防护措施	
	清洁消毒	按照手术室/分娩室接台手术清洁消毒方案，或按照特殊病原微生物传染病清洁消毒方案执行	
	手卫生	加强手卫生管理，包括手卫生知识培训及依从性监测、卫生手微生物监测	
医疗废物	分类收集	按照国家要求分类收集、暂存	—

7. 产房医院感染监管要点（见表 61）

表 61　产房医院感染监管要点

一级防控指标	二级防控指标	三级防控指标	说明
组织架构	管理小组	确定管理小组人员及各自职责，细化到工作安排	—
培训管理	细化内容	制订培训内容、计划及实施方案（内容：法律法规、医院感染控制重要性、手卫生、职业防护、消毒、隔离等）	
质量管理	质量控制	制订科室内质量控制方案和计划，按照计划完成质控工作	
环境管理	隔离手术室/分娩室设置	必须设置一间隔离手术室/分娩室，有条件的医院设置一间负压手术室/分娩室	
	环境物表	医疗区清洁消毒水平达到相关要求	
		制订常规医疗区清洁消毒方案，内容涉及消毒剂种类、浓度、实施频次，特殊仪器的操作应遵照厂家说明	物表、医疗仪器、设备等
		隔离手术室/分娩室清洁消毒方案应根据病原微生物对消毒剂敏感性和感染风险合理制订	选择合适的消毒剂种类、浓度、实施频次
	空气净化	隔离手术室/分娩室设置独立系统，有条件的配置负压手术室/分娩室	熟悉产房集中中央空调或分体式空调运行模式
		隔离手术室/分娩室的新风排量应大于其他手术室/分娩室	熟悉空调运行模式，协助做好系统管理及维护
		患飞沫/空气传播疾病的患者在手术/分娩时空调系统若为独立系统，应关闭回风，加大新风排量，操作完毕后对风口进行清洗消毒；若为非独立系统时，应关闭空调，操作诊疗结束后对风口进行清洗消毒	
		空气净化方法为空气消毒+集中式空调系统/分体式空调（感染手术间设立独立空调系统）	
		熟悉及协助制订风口清洗消毒计划	
		熟悉及协助制订空气消毒机和空调系统维护计划	

续表

一级防控指标	二级防控指标	三级防控指标	说明
人员管理	入室要求	规范孕产妇、陪护人员、医护人员、工勤人员及外来人员着装要求	涉及医护、患者、陪护及外来人员等
		对进入产房人员身份识别管理，无直接或间接参与工作人员限制进入	
	手术/分娩患者安排	感染患者或传染病患者安置在感染手术室/分娩室；先安排接触致感染的患者的手术，再安排飞沫或空气致感染的患者的手术，其中飞沫和空气致感染的患者有条件的安排在负压手术室/分娩室	
物品管理	储存安全	无菌间/无菌物品储存空间湿度 35%～65%，温度 22～24 ℃	涉及无菌物品、消毒产品、清洁医疗物品等
		存放架（柜）应离地面 20～25 cm、离墙 5～10 cm、离天花板≥50 cm	
	质量安全	无过期物品、无变质物品、无湿包及包装完好等	
手术室/分娩室	温湿度要求	手术及分娩时适应环境温度 22～26 ℃，环境湿度 35%～65%	涉及环境安全、环境温湿度要求、隔离患者安置、职业防护等
	人员管理	根据病情及手术级别，限制手术室/分娩室医务人员人数	
	隔离措施	做好交叉感染预防，做好患者信息交接	
		隔离患者在进行诊疗操作时在手术室/分娩室外感应门处粘贴醒目的隔离标识	
	职业防护	手术室/分娩室手术操作人员在标准防护基础上应增加防喷溅围裙、筒靴、防护面屏/护目镜等加强防护措施，根据疾病传播方式增加防护措施	
织物管理	储存管理	清洁及无菌织物储存参照物品管理中储存安全执行	涉及医用织物、清洁织物、脏污织物、感染性织物等
	质量安全	使用前检查质量；无菌织物包还应检查消毒灭菌效果标识是否符合要求，若外观不清洁、消毒灭菌未达到要求、发现湿包不得使用	
	分类收集	感染性织物和脏污织物需分开收集，患者使用织物、医务人员使用织物、隔帘、布巾及地巾需分开收集	
医疗废物	总体原则	分类收集、包装、转运及暂存应遵循相关国家规定	涉及损伤性废物、感染性废物、病理性废物等
	病理性废物	感染性患者的胎盘或病理组织用密封容器盛装好，容器外表面做好消毒，并做好交接	
职业防护	有效防护	在标准防护的基础上根据疾病传播方式增加防护措施，包括对职业暴露监测	—

8. 口腔科医院感染监管要点（见表 62）

表 62　口腔科医院感染监管要点

监管要点		监管内容
诊疗操作前	患者准备	患者用漱口液含漱 3 次，每次持续至少 20 秒（注：新冠肺炎疫情防控期间不能使用含有氯己定的漱口液）
	诊疗用品准备	根据诊疗方案准备物品
	医务人员准备	根据诊疗操作类型、是否有喷溅，正确选择个人防护用品
		手卫生："两前三后"五个指征、准备诊疗用品后
诊疗操作中	是否开展四手操作，如果选择"是"，请继续	医生的手是否越界
		护士传递器械、物品是否规范
		护士吸唾是否规范
	使用橡皮障	进行开髓等操作是否使用了橡皮障
	吸唾（没有开展四手操作时）	患者自己手持吸唾管
		医生自己诊疗操作与吸唾交替进行
		新冠肺炎等呼吸道传染病疫情防控期间采取强吸措施，强弱吸交替进行
	藻酸盐印模处理	密闭运送至技工室或技工处理区域
		自来水冲洗，去掉血液、唾液等可见污染物
		有条件时立即灌制成石膏模型
		无条件时，需要对印模进行消毒（使用模型消毒剂、模型消毒设备等），按产品说明书使用，有记录
		对运送容器进行清洁、低水平消毒后，干燥、备用
	石膏模型处理	对石膏模型进行消毒处理，可使用模型消毒剂、模型消毒设备等，按产品说明书使用，有记录

续表

监管要点		监管内容
诊疗结束后	医疗废物分类处理	分类暂存
		盛装物不超过容量的 3/4
		口腔诊室内的医疗废物日产日清，不在诊室过夜
	复用器械预处理	及时去除可见污染物
		保湿液保湿、加盖存放
		保湿液按产品说明书正确配制，根据器械使用量及时更换，每半天或一天更换一次
	诊间处置	冲洗水气路管线至少 30 秒
		收拾、整理用物
		临床诊室牙科综合治疗台高频接触物体表面消毒，消毒方式首选符合相关要求的消毒湿巾擦拭消毒，其次可用 75%酒精喷洒消毒，再次用含氯消毒剂（常规浓度 500 mg/L）擦拭；如果采用避污膜避污，去掉污染的避污膜之后，更换清洁避污膜，必要时需要使用上述消毒产品擦拭消毒后，再更换避污膜

9. 烧伤科医院感染监管要点（见表 63）

表 63　烧伤科医院感染监管要点

监管要点	监管内容
手卫生	手卫生设施设备齐全
	工作人员具有手卫生依从性、正确性
职业防护	防护用品齐备
	工作人员根据暴露风险穿戴合适的防护用品

续表

监管要点	监管内容
医疗废物	医疗废物分类正确
	使用后锐器规范处置
	锐器盒内容物未超过容量的 3/4
	医疗废物登记本记录、签字规范
多重耐药菌	多重耐药菌感染患者接触隔离措施落实到位，包括在多重耐药菌登记本上正确登记、下隔离医嘱、隔离标识悬挂到位（包括床旁、病历牌、腕带）、手卫生用品到位（床旁放置手套）等
无菌操作	医生换药时严格执行无菌操作
层流病房（如有）	非工作人员不得入内
	进入层流病房需戴口罩、帽子，穿隔离衣，换鞋或穿鞋套
	按要求对层流系统进行维护（参见表 68 层流病房医院感染监管要点）

10. 门急诊医院感染监管要点（见表 64 和表 65）

表 64　门诊医院感染监管要点

分区	着装要求	防护要求	备注
门诊及 各检查室	所有医务人员均需按所在区域要求进行着装防护	通用要求： 1. 限制诊室内人数，看诊时每次只能一名患者在诊室内，部分患者可有一名家属陪同。 2. 看诊前、接触患者后行手卫生。 3. 有呼吸道传染病疫情时看诊前询问流行病学史。 4. 在呼吸道传染病疫情防控期间，要求进入医院的患者及家属佩戴口罩	—

续表

分区	着装要求	防护要求	备注
门诊预检分诊处	1. 工作服。 2. 有呼吸道传染病疫情时戴医用外科口罩、穿隔离衣	1. 设置在门诊患者入口处，并有醒目的发热门诊标识。 2. 设立发热患者复测体温等待区，此区域为紧邻预检分诊的独立区域。 3. 设立醒目的发热门诊告示，内容应当包括接诊范围、方位、行走线路。 4. 建立发热预检分诊登记本。 5. 工作人员根据所在区域或所在季节传染病流行情况对发热患者认真进行流行病学史调查，对需要送发热门诊的发热患者详细登记。 6. 洁污分区，待用的体温计和患者使用后的体温计严格分开放置	重点做好呼吸道防护、手卫生，做好流行病调查、发热患者登记
普通诊断室	1. 工作服。 2. 有呼吸道传染病疫情时戴医用口罩	遵循通用要求	重点关注手卫生
耳鼻喉科诊断室	1. 工作服。 2. 戴医用口罩。 3. 有呼吸道传染病疫情时戴医用口罩，穿隔离衣，戴帽子，使用护目镜/防护面屏	1. 遵循通用要求。 2. 做好洁污分区，特别是使用前后的压舌板、窥鼻器，建议使用一次性压舌板。如非一次性使用的压舌板，建议使用小包装消毒，取用时避免污染待用的压舌板。 3. 患者有呼吸道症状时或者在呼吸道传染病疫情期间，要求患者及家属佩戴口罩	重点关注呼吸道传染病
耳鼻喉科检查室	1. 工作服。 2. 戴医用口罩。 3. 有呼吸道传染病疫情时戴医用口罩，穿隔离衣，戴帽子，使用护目镜/防护面屏	1. 遵循通用要求。 2. 喉镜、呼吸道纤维支气管镜一用一消毒，并有专用存放盒存放。 3. 使用的局麻药品一人一用。 4. 听力检测的仪器保持清洁，一用一清洁	—
呼吸科诊断室	1. 工作服。 2. 戴医用口罩。 3. 有呼吸道传染病疫情时戴医用口罩，穿隔离衣，戴帽子	1. 遵循通用要求。 2. 做好洁污分区，特别是使用前后的压舌板，建议使用一次性压舌板。如非一次性使用的压舌板，建议使用小包装消毒，取用时避免污染待用的压舌板。 3. 患者有呼吸道症状时或者在呼吸道传染病疫情防控期间，要求患者及家属佩戴口罩	重点关注呼吸道传染病

续表

分区	着装要求	防护要求	备注
眼科诊断室	1. 工作服。 2. 戴医用口罩。 3. 有呼吸道传染病疫情时穿隔离衣，戴帽子	1. 遵循通用要求。 2. 洁污分区，特别是使用前后的眼杯和激光治疗头。 3. 眼杯和激光治疗头一用一消毒，并有专用存放盒存放。 4. 看诊前、接触患者后行手卫生。 5. 眼科 B 超探头在每个患者使用后及时清洁，每日结束后或接触传染病患者后及时消毒探头。 6. 有呼吸道传染病疫情时看诊前询问流行病学史	重点关注患者之间交叉感染，呼吸道传染病疫情防控期间预防医患的交叉感染
感染门诊	1. 工作服。 2. 戴医用口罩。 3. 手部有伤口或接触血液、体液时戴手套。 4. 有呼吸道传染病疫情时穿隔离衣，戴帽子	1. 遵循通用要求。 2. 洁污分区。 3. 按要求加强环境物表消毒	重点关注接触传播
其他	门诊护士按照各区诊室要求防护，根据诊室不同要求配备和管理诊室物品，要求洁污分开，督导保洁人员做好清洁		

表 65　急诊医院感染监管要点

监管要点	监管内容
总原则	建立健全各项规章制度和岗位责任制
	抢救室宜直通门厅，面积不应小于 24 m^2，门的净宽不应小于 1.1 m
	应有单独的隔离留观室
	根据病情评估进行分区管理，患者停留时间<72 小时
	限制陪护人数，一患一陪，陪护需办理陪护证

续表

监管要点	监管内容
总原则	对特殊传染病患者使用后的物品应按要求进行终末处理
	医疗废物正确分类放置，对特殊传染病的医疗废物应单独放置，及时交接
	物体表面每日清洁、消毒 2 次，地面保持清洁，每日清洁 1 次，空气每日消毒 2 次，传染病及多重耐药菌感染患者按相关要求进行监管
	加强信息化建设，使用可视化视频探视患者
	有突发事件的应急预案，并定期演练
预检分诊	按要求着装：一次性帽子、医用口罩、隔离衣、护目镜/防护面屏
	配备体温检测工具（如水银体温计/红外线体温检测仪）
	发热患者与其他患者分诊点应分开设置
	传染病就诊流程图简单易懂，张贴在醒目处，便于就诊者阅读
	医务人员对传染病应有高度的警惕性，发现新发、聚集的（≥3 例）病例应及时上报
	各类（发热、肠道等）患者登记表登记完善，能追踪患者的信息
抢救区	抢救监护室平行排列的观察床净距应＞1.2 m，有吊帘分隔者＞1.4 m，床沿与墙面净距应＞1.0 m
	急诊科抢救室每床净使用面积＞12 m^2；应有隔离单间，隔离单间面积≥18 m^2
	抢救手术室应符合手术室相关管理要求
	各种管道应每天评估，及时拔除
	重视急诊 ICU 感染监测工作，每季度定期做卫生学监测，监测内容包括空气、物体表面、医务人员手、使用中消毒液浓度等
	多重耐药菌感染、传染病患者宜单间或安置在病房固定角落，床单元消毒频率为 3 次/天，产生的生活垃圾按医疗废物处理

续表

监管要点	监管内容
留观区	环境清洁、整齐
	通风良好，自然通风不良时可采用机械通风
	原则上不留陪护，如病情需要一人一陪；陪护按要求办理陪护证，减少外出
	做好患者、陪护流行病学史的调查和每天 3 次的体温检测
	留观患者按新入院患者办理入院证的要求进行管理，新冠肺炎疫情防控期间提供 7 天内的核酸阴性报告
	患者、陪护人员按要求做好防护，正确佩戴口罩
	做好物体表面、地面、空气、仪器设备的清洁、消毒工作，记录规范
	循环风紫外线空气消毒器或静电吸附式空气消毒器根据就诊量配置适宜
注射室与输液室	进行操作前半小时应停止清扫地面等工作，避免不必要的人员活动，严禁在非清洁区域进行注射准备等工作
	无菌物品与非无菌物品应分区放置，无菌物品必须保持包装完整，按灭菌日期的先后顺序置于无菌物品存放柜内，并保持存放柜清洁干燥
	严格执行注射器一人一针一管一用，操作时避免污染
	抽出的药液、开启的静脉输入用无菌液体须注明开启时间，放置时间超过 2 小时不得使用；启封抽吸的各种溶媒超过 24 小时不得使用
	灭菌物品（棉球、纱布等）一经打开，使用时间不得超过 24 小时，提倡使用小包装
	一次性小包装的瓶装碘酒、酒精，启封后使用时间不超过 7 天
	盛放用于皮肤消毒的非一次性使用的碘伏、酒精等容器应密闭，每周更换 2 次（包括盛放容器和消毒液）
	对就诊人员及家属开展多种形式的宣教，包括手卫生、呼吸卫生/咳嗽礼仪、口罩使用、医疗废物分类等
	对注射、输液患者实行预约，非注射人员应在门外等候

11. 感染性疾病科医院感染监管要点（见表 66）

表 66　感染性疾病科医院感染监管要点

病房	项目	监管要点
传染病房	手卫生	手卫生设施设备
		手卫生用品
		手卫生依从性
		手卫生正确率
	职业防护	防护用品的准备
		在标准预防的基础上按病原体传播特点正确使用防护用品
		工作人员根据暴露风险穿戴合适的防护用品，避免职业暴露
		发生职业暴露后的处置流程
	医疗废物	医疗废物分类正确，规范处置；医疗垃圾用双层黄色垃圾袋盛装，传染病患者的生活垃圾按医疗废物进行处理，用双层黄色垃圾袋盛装，并及时密封
		垃圾袋上应当有警示标识，贴上中文标签，内容包括医疗废物产生的单位、时间、类别等
		锐器盒内容物未超过容量的 3/4，封口紧实有效、扎袋严密
		医疗废物登记本记录、签字规范，双人交接清楚，交接信息包括袋数、重量等
	多重耐药菌	做好接触隔离措施（隔离标识、手卫生、床单元消毒、与患者接触的医疗器械等专人专用）
		多重耐药菌感染患者接触隔离措施落实到位，包括在多重耐药菌登记本上正确登记、下隔离医嘱、隔离标识悬挂到位（包括床旁、病历牌、腕带）、手卫生用品到位（如床旁放置手套、免洗手液）等

续表

病房	项目	监管要点
传染病房	清洁消毒	病区的清洁用具（如拖布、抹布）分区使用并有标志，按规定进行消毒
		患者的脸盆、痰杯、餐具、便器应专人专用
		病房物体表面和地面每日用 2000 mg/L 含氯消毒剂消毒 1 次；地面若有明显的血渍等污染时，先用吸湿材料去除可见的污染物，再用盛有 2000 mg/L 含氯消毒剂的喷壶对准血渍等从四周方向向中心喷洒，作用 30 min 后用一次性毛巾清洁，然后将此毛巾作为医疗废物处理
		半污染区内的桌椅、药柜、病历柜、冰箱、操作台面、电话机、饭车、推车、暖瓶等每日消毒一次，用浓度为 500 mg/L 含氯消毒剂擦拭
		环境卫生学监测每季度进行一次
	建筑布局与隔离要求	病区相对独立，与普通病区和生活区分开；病室内应有良好的通风设施
		严格设置防护分区；洁污分开，相互无交叉，严格区分人流、物流的清洁与污染路线
		特殊传染病隔离留观区：患经空气传播疾病的患者应安置在负压病房；“三区两通道”“两缓冲”要做到完全物理隔断，并设有隔离标志；护理站不应设在病区中间；从潜在污染区回到清洁区必须设置强制卫生通过，保证清洁区、潜在污染区和污染区完全分开；与患者相关的诊疗活动尽量在病区内进行；患者的活动范围限制在病室内，不能串病室；不设陪护
		不同种类的传染病患者应分室安置；疑似呼吸道传染病患者应单独安置；同种疾病的确诊患者可安置于一室，两病床之间距离不少于 1.1 m
感染病房	手卫生	手卫生设施设备
		手卫生用品
		手卫生依从性
		手卫生正确率
	职业防护	防护用品的准备
		在标准预防的基础上按病原体传播特点正确使用防护用品
		工作人员根据暴露风险穿戴合适的防护用品，避免职业暴露
		发生职业暴露后的处置流程

续表

病房	项目	监管要点
感染病房	医疗废物	医疗废物分类正确，规范处置
		垃圾袋上应当有警示标识，贴上中文标签，内容包括医疗废物产生的单位、时间、类别等
		锐器盒内容物未超过容量的 3/4，封口紧实有效、扎袋严密
		医疗废物登记本记录、签字规范，双人交接清楚，包括袋数、重量等
	多重耐药菌	做好接触隔离措施（隔离标识、手卫生、床单元消毒、与患者接触的医疗器械等专人专用）
		多重耐药菌感染患者接触隔离措施落实到位，包括在多重耐药菌登记本上正确登记、下隔离医嘱、隔离标识悬挂到位（包括床旁、病历牌、腕带）、手卫生用品到位（如床旁放置手套、免洗手液）等
	清洁消毒	地面与物体表面应保持清洁、干燥，每天进行消毒，遇明显污染随时去污、清洁与消毒
		地面与物体表面采用 500 mg/L 含氯消毒剂擦拭，作用 30 min
	建筑布局与隔离要求	不同种类的感染性疾病患者应分室安置，每间病室不应超过 4 人，病床间距应不少于 1.1 m
		病房应通风良好，自然通风或安装通风设施
		原则上不设陪护人员，限制探视人数和时间
		与患者相关的诊疗活动尽量在病区内进行，患者的活动范围尽量限制在病室内

12. 介入手术室（含心导管室）医院感染监管要点（见表 67）

表 67　介入手术室（含心导管室）医院感染监管要点

监管要点	监管要求
建筑布局	1. 位置便捷：介入手术室尽可能靠近心内科、神经科、急诊室，以减少患者转运和急救的时间。 2. 布局合理：介入手术室应尽可能将工作区和辅助区设置在不同楼层。按照洁污分区的原则，设限制区、半限制区和非限制区，分区明确，标识清楚。限制区包括介入手术室的操作间、无菌辅料间，半限制区包括控制间、护士站、麻醉诱导和复苏室、患者等候区等，非限制区包括更衣室、值班室、卫生间、医生办公室、会议室、餐厅等。限制区与非限制区应设缓冲区，面积 20～30 m^2。 3. 介入手术室可分为普通介入手术室和复合手术室。普通介入手术室应符合 GB 15982—2012 中的Ⅱ类环境标准，即空气平均菌落数≤4 cfu/皿(15 min)，物体表面≤4 cfu/皿，有条件者可以设净化手术室。复合手术室应达到百级层流标准。 4. 手术室内设备应尽可能简单，以悬吊装置为宜。 5. 手术室内的墙壁和地面应光滑、无裂隙，便于清洁和消毒
环境和物体表面的清洁消毒	1. 常规物体表面的清洁和消毒由保洁人员按相关要求完成，医疗设备表面的清洁和消毒由该室护士按要求完成。 2. 每天对环境进行 2 次清洁、消毒。不同区域的清洁工具应分开使用，不同手术室清洁时均需更换清洁工具。 3. 两台手术之间应对手术间进行清洁、消毒，未经清洁消毒的手术室不得连续使用。当日手术结束后，应用 2000 mg/L 含氯消毒剂对介入手术室的操作台、治疗台、监护仪、急救车等室内设备进行擦拭消毒。 4. 术中使用的仪器设备应使用无菌保护套。术中地面被血液污染时应及时擦拭处理。 5. 接送患者的推车应每日清洁消毒。接送隔离患者的推车用后应及时清洁消毒，并更换车上所有用品。 6. 手术室应保持良好的通风和新风的输入，通风系统应至少每小时 15 次换气，其中至少 3 次为新鲜空气。每天用循环风紫外线空气消毒机进行空气消毒，每天 2 次，每次 2 小时。每季度做 1 次空气微生物监测，监测结果及消毒登记存档备查，所有资料至少保存 3 年
物品管理	1. 手术台床单应一人一用一更换。 2. 手术人员工作鞋、洗手衣应一人一用一更换。 3. 各类重复使用的医疗器械、器具、物品应送洗浆消毒供应中心处理。一次性使用的物品、器材严禁重复使用。 4. 无菌罐及无菌持物钳应每 4 小时更换 1 次。皮肤消毒液应注明开瓶时间，有效期为 7 天。 5. 患者使用的湿化瓶、输氧管应一人一用。吸引瓶及吸引管应使用一次性用品
医疗废物处置	严格执行《医疗废物管理条例》(2011 修订)、《医疗卫生机构医疗废物管理办法》（卫生部令第 36 号）及相关制度规定进行分类、收集、交接与转运，规范医疗废物的管理
人员管理	1. 工作人员着装应符合要求，进入手术室应更衣，戴好口罩、帽子，换鞋或穿鞋套。 2. 严格控制室内人员数量，参观人数不得超过 3 人。 3. 医务人员应严格遵守无菌技术操作规程，按要求做好自我防护。严格执行手卫生制度，按要求配备手卫生用品（包括洗手液、手消毒液及干手设施）。手术者按外科洗手及手消毒要求进行手卫生

13. 层流病房医院感染监管要点（见表 68）

表 68　层流病房医院感染监管要点

监管要点	监管内容
环境监测	每季度进行 1 次空气检测，空气平均菌落数≤4 cfu/（30 min・皿）
人员管理	非本病房工作人员不得入内，不宜有参访人员
	进入层流病房需戴医用口罩、帽子，穿隔离衣，换鞋或穿鞋套
层流系统维护	空气处理机、新风机应定期检查，保持清洁
	新风机粗效滤网每 2 天清洁 1 次，1～2 月更换 1 次，中效过滤器每 3 个月更换 1 次，亚高效过滤器每年更换 1 次，发现污染和堵塞及时更换
	末端高效过滤器每 3 年更换 1 次
	排风机中的中效过滤器每年更换 1 次，发现污染和堵塞及时更换
	定期检查回风口的过滤网，每周清洗 1 次，每年更换 1 次。如遇特殊污染，及时更换，并使用消毒机擦拭回风口内表面

注：手卫生、职业防护、医疗废物管理等同普通病区。

14. 二级生物安全实验室（含二级以上）生物安全防控要点（见表 69）

表 69　二级生物安全实验室（含二级以上）生物安全防控要点[a]

一级防控指标	二级防控指标	三级防控指标
组织架构	管理小组	确定管理小组人员及各自职责，设置感控兼职人员，细化其工作安排
培训管理	细化内容	制订培训内容、培训计划及考核方案（内容包括法律法规、医院感染控制重要性、生物安全防护、手卫生、职业防护、清洁消毒等）
质量管理	质量控制	制订室内质量控制方案和计划，按照计划完成质控工作
实验室设置与管理	责任要求	实验室负责人为实验室生物安全的第一责任人，全面负责实验室生物安全工作。应当指定专人监督检查实验室技术规范和操作规程的落实情况

续表

一级防控指标	二级防控指标	三级防控指标
实验室设置与管理	分区要求	二级生物安全实验室（含二级以上）应严格分区，包括清洁区、潜在污染区和污染区
		污染区内应根据工作性质和流程合理摆放实验设备、台柜等，避免相互干扰、交叉污染
		应将个人衣物与实验工作服分开放置
		二级以上生物安全实验室应包含缓冲间和核心工作间。缓冲间可兼作防护服更换间。必要时，可设置准备间和洗消间等
	标识要求	实验室入口应有生物危害标识，包括实验室名称、负责人姓名及联系电话
		应根据实验间在用、停用、消毒、维护等不同状态需要采取适当的警示和进入限制措施，如警示牌、警示灯、警示线、门禁等
	设施设备	应在操作病原微生物样本的实验室内配备二级生物安全柜。如果使用管道排风的生物安全柜，应通过独立于建筑物的其他公共通风系统的管道排出
		应在实验室工作间配备洗眼装置，必要时，应在每个工作间配备洗眼装置。洗眼装置应在实验操作区 30 m 内设置。风险较大时应设紧急喷淋装置
		应在实验室或其所在的建筑内配备压力蒸汽灭菌器或其他适当的消毒、灭菌设备
		若涉及使用有毒、刺激性、挥发性物质，应配备适当的排风柜（罩）
		应设洗手池，水龙头开关宜为非手触式，宜设置在靠近出口处
		给水管道应设置倒流防止器或其他有效防止回流污染的装置；给排水系统应不渗漏，下水应有防回流设计
		二级以上生物安全实验室采用机械通风系统，送风口和排风口应采取防雨、防风、防杂物、防昆虫及其他动物的措施，送风口应远离污染源和排风口，且排风应与送风连锁，排风先于送风开启，后于送风关闭。排风系统应使用高效空气过滤器
		二级以上生物安全实验室缓冲间的门宜能互锁。如果使用互锁门，应在互锁门的附近设置紧急手动互锁解除开关
		二级以上生物安全实验室核心工作间气压相对于相邻区域应为负压，压差不宜低于 10 Pa。在核心工作间入口的显著位置，应安装显示房间负压状况的压力显示装置，应通过自动控制措施保证实验室压力及压力梯度的稳定性，并可对异常情况报警
	实验活动	应当严格遵守国家有关标准和实验室技术规范、操作规程，并指定专人进行监督检查
	门禁管理	实验室主入口处应有进入控制措施。实验室主入口的门、放置生物安全柜的实验室的门应可自动关闭

续表

一级防控指标	二级防控指标	三级防控指标
人员管理	出入室要求	建立严格的实验室工作人员出入管理制度
		从事高致病性病原微生物相关实验活动的实验室工作人员或者其他有关人员，应当经实验室负责人批准
	着装要求	规范工作人员着装。应依据实验活动暴露风险正确穿戴白大褂、医用外科口罩、乳胶手套、护目镜/防护面屏、医用防护口罩、隔离衣或医用防护服等
	资质管理	应具备相应资质，如检验师证、聚合酶链反应上岗证、使用高压锅的作业人员证等
		应每年定期对工作人员进行培训（包括岗前培训和在岗培训），保证其掌握实验室技术规范、操作规程、生物安全防护知识和实际操作技能，经考核合格方可上岗
	健康档案	包括免疫记录、健康体检报告、与实验室安全相关的意外事件/事故报告、职业感染和职业禁忌证等资料
菌（毒）种及感染性样本的管理	总体要求	采集、包装、转运、接收、运输、选择、购买、查验、使用、处置和保藏菌（毒）种及感染性样本的程序应遵循国家有关规定
	人员配备	应配备两名工作人员负责菌（毒）种及感染性样本的管理
		应有专人负责入库、出库并记录、存档
	保存要求	具备适宜的保存区域和设备。保存区域应有消防、防盗、监控、报警、通风和温湿度监控等设施，应有检查、交接、包装的场所和生物安全柜等设备，保存设备应有防盗和温湿度监控措施，实行双人双锁
	保存容器	材质、质量应符合安全要求，不易破碎、爆裂、泄露
		容器上应有牢固的标签或标识，标明菌（毒）种及感染性样本的编号、日期等信息
	销毁要求	应当在与拟销毁菌（毒）种相适应的生物安全实验室内进行，由两人共同操作，并对销毁过程进行严格监督和记录
环境管理	物体表面	应根据病原微生物种类、污染对象和污染程度等制订常规清洁消毒方案，内容涉及消毒剂选择、消毒剂浓度、消毒频次
		应建立应急箱，当菌液等感染性物质溢洒台面、仪器设备表面或污染地面后，立即用 2000 mg/L 的含氯消毒剂进行喷洒或擦拭处理。特殊仪器的操作应遵照厂家说明
		生物安全柜在每次实验前后可用消毒剂擦拭消毒
		仪器设备或实验产品移出实验室前应先消毒

续表

一级防控指标	二级防控指标	三级防控指标
环境管理	空气净化	空气净化方法包括自然通风换气、空气消毒、采用集中式空调系统、采用分体式空调。每月对空调风口及过滤网进行清洗消毒，必要时进行更换，或使用空气消毒机进行空气净化
		二级以上生物安全实验室采用的机械通风应避免气流流向导致的污染，避免污染气流在实验室之间或与其他区域之间流动而造成交叉污染
		二级以上生物安全实验室排风系统的高效空气过滤器应由专业人员按标准操作流程进行更换，更换前先进行有效的原位消毒，且对新的高效空气过滤器应进行检漏，确认合格后方可使用
职业防护	有效防护	应严格执行标准预防措施；涉及可能产生微生物气溶胶的感染性样本处理时，应在生物安全柜内进行；使用机械移液装置，禁止用口吸移液；防止职业暴露，当病原微生物喷溅脸部或眼部时应立即使用洗眼器进行处理
实验废物	总体原则	分类收集、包装、转运及暂存应遵循相关国家规定
	废物处置	应按《医疗废物管理条例》（2011 修订）进行处置，由专人负责，且有书面记录，并存档
		菌（毒）种、生物样本及其他感染性材料和污染物，应先选用压力蒸汽灭菌方法或有效的化学消毒剂处理后再按医疗废物处理
仪器设备性能监测	生物安全柜	常规一年一次，或在仪器投入使用前、移动位置后、检修后、更换高效过滤器后进行监测
		现场监测项目包括垂直气流平均速度、工作窗口气流平均速度、工作区洁净度、高效过滤器的检漏、噪声、照度、工作窗口的气流流向。监测不合格不应使用
	压力蒸汽灭菌器	每个灭菌周期采用化学监测法（化学指示管/卡或化学指示胶带等）进行 1 次效果监测
		定期采用生物监测法［含嗜热脂肪杆菌芽孢（ATCC 7953 或 SSIK 31 株）的监测包］进行效果监测
	紫外线灯	在紫外线灯使用寿命内定期监测其辐射强度

注：主要参考《医用洁净工作台》（YY/T 1539—2017）、《生物安全柜使用和管理规范》（SN/T 3901—2014）、《病原微生物实验室生物安全通用准则》（WS 233—2017）。

15. 医疗废物、废水医院感染防控要点

(1) 医疗机构水污染物排放监管要点（见表 70）。

表 70　医疗机构水污染物排放监管要点

控制项目		综合医疗机构和其他医疗机构水污染物排放限值（日均值）		传染病、结核病医疗机构水污染物排放限值（日均值）	监测频率
		排放标准	预处理标准	排放标准	
pH 值		6～9	6～9	6～9	≥2 次/日
化学需氧量（COD）浓度（mg/L）		60	250	60	1 次/周
生化需氧量（BOD）浓度（mg/L）		20	100	20	1 次/周
悬浮物（ss）浓度（mg/L）		20	60	20	1 次/周
粪大肠菌群数（MPN/L）		500	5000	100	≥1 次/月
肠道致病菌		不得检出	—	不得检出	沙门菌≥1 次/季 志贺菌≥2 次/年
肠道病毒		不得检出	—	不得检出	按 GB 18466—2005 要求
结核杆菌		—	—	不得检出	按 GB 18466—2005 要求
总余氯（mg/L）	直接排入水体的要求	0.5	—	0.5	接触池出口总余氯（间歇式每次排放前监测）≥2 次/日
	采用含氯消毒剂消毒的工艺控制要求	消毒接触池接触时间≥1 h，接触池出口总余氯 3～10 mg/ L	消毒接触池接触时间≥1 h，接触池出口总余氯 2～8 mg/L	消毒接触池的接触时间≥1.5 h，接触池出口总余氯 6.5～10.0 mg/L	
	采用其他消毒剂时对总余氯不作要求				

(2) 医疗废物分类目录及防控要点（见表 71）。

表 71　医疗废物分类目录及防控要点

类别	特征	常见废物
感染性废物	携带病原微生物，具有引发感染性疾病传播危险的医疗废物	被患者血液、体液、排泄物污染的物品，包括棉球、棉签、引流棉条、纱布及其他各种敷料，以及一次性使用卫生用品、一次性使用医疗用品、一次性医疗器械、废弃的被服
		其他被患者血液、体液、排泄物污染的物品
		病原体的培养基、标本和菌种、毒种保存液
		各种废弃的医学标本
		废弃的血液、血清
		使用后的一次性医疗用品及一次性医疗器械
病理性废物	诊疗过程中产生的人体废弃物和医学实验动物尸体等	手术及其他诊疗过程中产生的废弃的人体组织、器官
		医学实验动物的组织、尸体
		病理切片后废弃的人体组织、病理蜡块等
损伤性废物	能够刺伤或者割伤人体的废弃的医用锐器	医用针头、缝合针
		各类医用锐器，包括解剖刀、手术刀、备皮刀、手术锯等
		载玻片、玻璃试管、玻璃安瓿等
药物性废物	过期、淘汰、变质或者被污染的废弃的药品	废弃的一般性药品，如抗生素、非处方类药品等
		废弃的细胞毒性药物和遗传毒性药物，包括： 1. 致癌性药物，如硫唑嘌呤、苯丁酸氮芥、萘氮芥、环孢霉素、环磷酰胺、苯丙氨酸氮芥、司莫司汀、他莫昔芬等。 2. 可疑致癌性药物，如顺铂、丝裂霉素、阿霉素、苯巴比妥等。 3. 免疫抑制剂
		废弃的疫苗、血液制品等

续表

类别	特征	常见废物
化学性废物	具有毒性、腐蚀性、易燃易爆性的废弃的化学物品	医学影像室、实验室废弃的化学试剂
		废弃的过氧乙酸、戊二醛等化学消毒剂
		废弃的汞血压计、汞温度计

注：主要参考《关于印发医疗废物分类目录的通知》（卫医发〔2003〕287 号）。

（3）医疗废物管理的监管要点（见表 72）。

表 72　医疗废物管理的监管要点

监管要点	监管内容
产生科室	正确分类放置，不应混装或直接放在地上： 1. 感染性废物放入黄色医疗废物袋中。 2. 损伤性废物放入锐器盒。 3. 病理性、化学性以及药物性废物放入专用包装袋或容器中。 4. 病理性废物应放入冰柜保存
	病原体的培养基、标本和菌种、毒种保存液等高危险废物，在产生地点进行压力蒸汽灭菌或者化学消毒处理
	传染病患者、疑似传染病患者、多重耐药感染/定植患者产生的医疗废物使用双层医疗废物袋，生活垃圾按感染性废物处理
	医疗废物达容量 3/4 时应有效扎口或关闭
	少量药物性废物可以按感染性废物处理，但应标识清楚
	医疗废物袋、锐器盒一经封口，不得再次打开。锐器盒严禁复用
	科室固定存放医疗废物桶处应标示清楚，并有分类收集方法的示意图或文字说明、流程图
	甲类和按甲类管理的乙类传染病（如肺炭疽、传染性非典型肺炎等）患者产生的医疗废物应专人管理、专桶存放。不能与一般的医疗废物混装，并在包装袋上注明高度感染性废物

续表

监管要点	监管内容
产生科室	包装袋或者容器的外表面被感染性废物污染时，应对被污染处进行消毒处理或者增加一层包装
	医疗废物桶应保持清洁、定期清洗、消毒，遇污染时应及时处理。不得有医疗废物残留物及液体
	科室与暂存点交接时，应对重量和数量进行登记，贴袋标签应注明产生科室、医废类别、重量、交接时间、交接人等，并粘贴在醒目处，双方核实无误后签名确认
	建立台账：专人负责，专项管理，台账清晰，定期监管，留档三年备查。 如为在线监测，应及时查找预警原因，及时处理
暂存点	医疗废物暂存点应远离医疗区、生活区、人员活动区，标识清楚、符合要求
	有严密的封闭措施，有防渗漏、防鼠、防蚊蝇、防蟑螂、防盗以及预防儿童接触等安全设施，易于清洗和消毒，避免阳光直射
	各类医疗废物规范放置在相应区域，严禁直接堆放在地面
	传染病病房、特殊传染病产生的医疗废物应专车运输，有专场存放点
	尽量日产日清，如不能日产日清，储存温度应<20 ℃，储存时间<48 小时
	约定时间、指定路线进行收集、运送，对不合格的包装要求重新包装再回收
	医疗废物的运输应密闭
	洗手设施、医疗废物运输车清洁消毒的设施齐全
	危险废物转运联单双签后保存至少 5 年
	环境消毒
	运送车：每次使用后用 2000 mg/L 含氯消毒剂冲洗消毒
	运送电梯：每次使用后用 500 mg/L 含氯消毒剂擦拭消毒
	暂存点地面、墙面：每次清运后用 2000 mg/L 含氯消毒剂喷洒消毒
	空气消毒：紫外线消毒灯消毒，≥2 次/日，≥30 分钟/次

续表

监管要点	监管内容
回收人员	定期培训
	每年体检，至少要包含输血前全套，必要时进行免疫接种
	穿戴规范：穿工作服，戴口罩、手套、帽子，穿防水围裙。清洗暂存点时应穿防水靴
	遇特殊传染病相关医疗废物时按要求和医务人员同级别防护
	每年进行应急演练，提高应对能力

（4）医疗机构污水处理站监管要点（见表 73）。

表 73　医疗机构污水处理站监管要点

监管要点	监管内容
制度建设	交接班制度、岗位责任制、培训制度、污水处理站检验室工作制度、污水池内作业专项安全规程、危险化学品安全管理制度等
常规要求	传染病区和非传染病区的污水应分流
	传染病房的污水宜采用二级处理＋消毒工艺或深度处理＋消毒工艺
	污水处理池应密闭，尾气应统一收集消毒处理后排放
	低放射性废水应经衰变池处理
	消毒产品应放置在阴凉、干燥、通风的地方，严禁直接放在地上
监测	每日对余氯、pH 值进行监测，其他检测指标按要求进行
	传染病院同时收治同一种肠道致病菌或肠道病毒多人时，该种传染病病原体监测及时、符合排放要求
	污泥清掏监测频率应＜360 天，不得检测出肠道病原微生物，蛔虫卵死亡率大于 95%，并由有资质的厂家统一回收、处理
	采样、检测时应常规防护：穿隔离衣，戴口罩、防护面屏、手套；遇特殊感染时按相关要求防护

续表

监管要点	监管内容
资料保存	每年按要求进行环保排放申报和第三方检测
	各项记录至少保存三年

16. 发热门诊和肠道门诊医院感染监管要点

（1）发热门诊医院感染监管要点（见表 74）。

表 74　发热门诊医院感染监管要点

监管要点	监管内容
设置原则	相对独立：与其他建筑、公共场所保持一定距离，路线便捷
	具有独立出入口，通风良好
	布局合理，标识醒目，标识应包括接诊范围、方位、行走线路及注意事项
	清洁区、潜在污染区、污染区分区明确；医务人员和患者通道分开，无交叉、路线不逆流
	潜在污染区与污染区之间有缓冲间，并以物理屏障隔离
	各区空调通风系统应独立设置，气流方向由洁到污，新风量符合要求
	洗手设施应使用非手触式洗手装置
	污水排放应按相关排放标准
	候诊等待区域应宽敞，满足患者等待要求
	应具备良好的灵活性和可扩展性

续表

监管要点		监管内容
区域划分	清洁区	办公室、值班室、更衣室、会诊室、淋浴室、卫生间、二更衣间（须有穿衣镜）、物资储备库房
	潜在污染区	缓冲间（脱防护用品）、治疗准备室
	污染区	预检分诊、挂号、收费、药房、候诊室、诊断室、治疗室、输液观察室、标本采集室、隔离观察室、检验科、放射科、卫生间、污物间等。应当充分利用信息化手段和自助便捷服务技术，设置自助挂号缴费机
诊室设置	数量	二级综合医院：≥2 间，候诊区可容纳至少 20 人同时候诊
		三级综合医院：≥3 间，设 1 间备用诊室，候诊区可容纳至少 30 人同时候诊
	功能	有流行病学史与无流行病学史的患者诊室应分开，成人与儿童诊室应分开。有流行病学史的患者诊室应相对独立，必要时可采取物理隔断
隔离留观室设置	数量	二级综合医院：≥2 间，应预留可扩展的空间，在疫情防控期间建议不少于 10 间
		三级综合医院：≥2 间，应有处置室和抢救室；应预留可扩展的空间，在疫情防控期间建议不少于 15 间
	面积	单间面积≥12 m^2
人员配置	医护人员	固定的感染性疾病科专业医师和护士、非感染性疾病科专业医师应当具备一定临床经验并经过传染病诊治知识和传染病相关法律法规培训
		疫情防控期间根据实际患者数量配置相应数量医护人员，每张隔离留观床位应当至少配备 1 名护士
	专家组	由重症医学科、呼吸内科、外科、急诊科、儿科、影像科、临床检验科、院感管理科等医护人员组成院内专家组
	后勤保障	建立后勤保障系统，包括保洁、营养膳食科、物资设备科、基建运行、污水处理等，后勤保障人员在疫情防控期间应固定，并进行培训
物资配备	防护用品齐备，有充足的基础设施、设备及抢救物资储备	
制度建设	建立健全各项规章制度，包括清洁消毒制度、隔离制度、职业防护制度、职业暴露应急处理制度、防止传染病患者流失的预案等	
	标识清楚，制订医务人员进出的路线图、防护用品穿脱流程图和明确、简洁的患者就诊指南及流程示意图	
	防护用品配备恰当，数量充足（至少可用一周），暴露风险评估后采取适宜的防护措施：发热门诊常规一级防护（医用外科口罩、帽子、隔离衣、手套），需要时二级防护（医用防护口罩、帽子、隔离衣/防护服、防护面屏/护目镜、手套、鞋套）	

续表

监管要点	监管内容
流程管理	诊室分开：对特殊发热患者、有流行病学史的患者应有独立的诊室，儿童诊室应分开
	流行病学史询问：根据不同的传染病流行特点、国家发布的疫情动态等进行流行病学史的询问
	信息登记：就诊患者的各项信息准确填写，无漏项、错项，对重要信息应进行核对
	患者管理：对诊断为相关传染病患者或疑似患者、有流行病学史的发热患者，应按照有关规定登记、报告和进行隔离处理，不得擅自允许患者自行离院或转院。患者就诊指定路线应符合室外距离最短、接触人员最少的原则，疑似或确诊患者的外出检查等应固定路线、专人陪送
	标本采集和转运：患者鼻、咽部标本采集后立即用密封袋密封，做好标识，标本袋一人一袋，专人专箱密闭运送，路上严禁开启
医疗废物及污水管理	患者分泌物、排泄物及盛装容器应用 2000 mg/L 含氯消毒剂消毒处理
	污染区、潜在污染区产生的垃圾均为医疗废物，双层黄色医疗废物袋盛装，鹅颈式扎口后及时交接。遇特殊感染时应标识清楚、单独存放
环境清洁消毒	空气：空气消毒机消毒 60 分钟/次，2 次/日
	物体表面：1000 mg/L 含氯消毒剂擦拭消毒，2 次/日
	地面：1000 mg/L 含氯消毒剂喷洒后拖擦消毒，2 次/日
	特殊烈性传染病按相关要求处理
	清洁、消毒流程符合由洁到污的要求，消毒液浓度合格，各项记录完整，无提前签字和签字不完善，监督员签字记录符合要求
日常监督	根据医院实际情况，定期开展院科两级落实情况监管，发现问题及时进行沟通、整改

（2）肠道门诊医院感染监管要点（见表 75）。

表 75　肠道门诊医院感染监管要点

监管要点	监管内容	
设置原则	相对独立，路线便捷，布局合理，标识醒目	
	具有独立出入口，通风良好	
	清洁区、潜在污染区、污染区分区明确；医务人员和患者通道分开，无交叉、路线不逆流	
	患者卫生间为专用蹲便器	
	洗手设施应使用非手触式洗手装置	
	污水排放应按相关的排放标准	
	具备良好的灵活性和可扩展性	
区域划分	清洁区	办公室、更衣室、库房、卫生间、缓冲间（穿防护用品）
	潜在污染区	缓冲间（脱防护用品）、治疗室
	污染区	预检分诊、候诊室、诊断室、隔离观察室、标本收集室、独立的卫生间（专用蹲便器）、检验室
诊室设置	数量	≥2 间
	功能	诊疗器械固定，有防蚊防蝇设施（纱窗、纱门）
隔离留观室	数量	≥2 间
	面积	≥12 m^2
人员配置	固定的感染性疾病科专业医师和护士、非感染性疾病科专业医师应当具备一定临床经验并经过传染病诊治知识和传染病相关法律法规培训	

续表

监管要点	监管内容
制度建设	各项规章制度健全：如肠道门诊消毒隔离制度、职业暴露应急处理制度、培训考核制度等
	制订医务人员通道流程图、防护用品穿脱流程图等
	制订明确、简洁的患者就诊指南及流程示意图
	防护用品配备充分，根据感染风险采取适宜的防护措施
流程管理	肠道门诊按相关要求定期开放
	严格执行标准预防：工作人员接诊患者时须穿工作服和工作鞋，戴口罩、帽子，穿隔离衣，需接触患者呕吐物、排泄物等污物时应戴手套。必要时穿戴塑料围裙和护目镜。发现甲类传染病患者时应穿戴医用防护服
	就诊患者的各项信息准确填写，无漏项、错项，对重要信息应进行核对
	流行病学史询问：根据国家发布的疫情动态等进行正确的流行病学史询问
	对诊断为肠道传染病患者或疑似患者、有流行病学史的患者，应按照有关规定登记、报告和进行隔离处理，不得擅自允许患者自行离院或转院
	对疑似、确诊霍乱患者应 2 小时内填报传染病卡
排泄物等废物处理	对霍乱患者的吐泻物用含氯消毒剂干粉搅拌均匀（有效氯浓度 10000 mg/L），密闭消毒 2 小时后排入下水道；盛放排泄物的容器用 2000 mg/L 含氯消毒剂浸泡作用 120 分钟
	污染区、潜在污染区产生的垃圾均为医疗废物，双层黄色医疗废物袋盛装，鹅颈式扎口后及时交接
	污水排放符合国家要求
环境清洁消毒	各区卫生用品分开放置、标识清楚，消毒液现配现用、浓度测量合格，清洁、消毒流程符合规定，各项记录完整。如无患者时保持环境的清洁
	空气：空气消毒机消毒 60 分钟/次，2 次/日
	物体表面：2000 mg/L 含氯消毒剂擦拭消毒，2 次/日；或用 1000 mg/L 过氧乙酸，消毒作用 10～15 分钟
	地面：2000 mg/L 含氯消毒剂喷洒后拖擦消毒，2 次/日
	特殊烈性传染病按相关要求处理

17. 负压病房的设置要求（见表 76）

表 76　负压病房的设置要求

项目	要求
负压病区	应设在相对独立的区域，可自成一体或集中设置于建筑的一端，均应设置独立的出入口
	内部分为清洁区、潜在污染区、污染区，各区相对集中布置，并有能阻隔空气传播的物理屏障和明显的警示标志
	严格划分医务人员与患者的交通流线，流线应相对独立，避免相互影响，应合理划分清洁物品与污染物品流线
	各区域之间应设置相应的卫生通过空间或缓冲间，并考虑医护人员穿脱及存放工作装备的合理位置和空间
	缓冲间的门应具有互锁功能，并应有应急解锁功能
	缓冲间污染区一侧的互锁门关闭 1 min 后才允许开启清洁区一侧的互锁门
	污物暂存间、污洗间应设于病区尽端，宜靠近污物外运出口或污物电梯
	在负压病区内设置负压隔离病房时，应布置在病区尽端，相对独立，自成一区，走廊上应设隔离门，并应设置独立的医护卫生通过空间
负压病房和负压隔离病房	负压病房可采用单床间或双床间，可设独立缓冲间或两间病房共用一间缓冲间
	负压隔离病房应采用单人病房，每间病房应设独立缓冲间
	每间病房内应设置独立的卫生间
	在医护走廊与病房之间的缓冲间设置非手动水龙头
	负压病房、负压隔离病房与医护走廊之间应设置物品传递窗，物品传递窗应为双门密闭连锁传递窗，双窗间内壁或外墙附近设紫外线消毒灯插座。缓冲间与病房的门下端与地面宜留有 10 mm 缝隙
	负压病房和负压隔离病房应密封严密，墙体与门窗、楼板和顶板的缝隙应填实密封
	负压隔离病房宜设置不可开启的密闭窗并加装窗帘等遮挡装置
	通向外界的门应向外开启，内门应向静压大的一侧开启

续表

项目	要求
给水	生活给水泵房和集中生活热水机房应当设置在清洁区，严禁设置在隔离区
	给水系统宜采用断流水箱供水
通风及空调设计	负压病区应设置机械通风系统，并控制各区域空气压力梯度，使空气从清洁区向半污染区、污染区单向流动
	有压差的区域，应在外侧人员目视区域设置微压差计，并标志明显的安全压差范围指示
	机械送风、排风系统应按清洁区、半污染区、污染区分区设置独立系统，并设计连锁。清洁区应先启动送风机，再启动排风机；半污染区、污染区应先启动排风机，再启动送风机；各区之间风机启动的先后顺序为污染区、半污染区、清洁区
	送风应当经过粗效、中效、亚高效过滤器三级处理；排风应当经过高效过滤器过滤处理后排放
	负压隔离病房应采用全新风直流式空调系统
	负压隔离病房的送风口与排风口布置应符合定向气流组织原则，送风口应设置在房间上部，排风口应设置在病床床头附近，应利于污染空气就近尽快排出
	半污染区、污染区排风系统的排出口不应接近人员活动区，排风口与送风系统取风口的水平距离不应小于 20 m；当水平距离不足 20 m 时，排风口应高出进风口，并不宜小于 6 m。排风口应高于屋面不小于 3 m，风口应设锥形风帽高空排放
	双床间病房的送风口应设于病房医护人员入口附近顶部，排风口应设于与送风口相对远侧的床头下侧。单床间病房的送风口宜设在床尾的顶部，排风口设在与送风口相对的床头下侧。排风口下边缘应高于地面 0.1 m，上边缘不应高于地面 0.6 m
	半污染区、污染区空调的冷凝水应集中收集，并应采用间接排水的方式排入污水排水系统统一处理

18. 综合医院建筑设计规范和医院感染防控要点（见表 77）

表 77　综合医院建筑设计规范和医院感染防控要点

项目		要求
总平面		合理进行功能分区，洁污、医患、人车等流线清晰
		尸体运送路线应避免与出入院路线交叉
一般规定		住院部宜增设供医护人员专用的客梯、供送餐和污物转运的专用货梯
		医疗废物和生活垃圾应分别处置
门诊部用房	一般规定	设置预检分诊处
	妇科、产科和计划生育	妇科、产科和计划生育用房应自成一区，可设单独入口
		妇科应增设隔离诊室、妇科检查室及专用卫生间
	儿科	儿科用房应自成一区，可设单独出入口
		儿科用房应增设预检、候诊、儿科专用卫生间、隔离诊查和隔离卫生间等用房；隔离区宜有单独对外出口
	口腔	应增设消毒洗涤用房
急诊部用房		抢救监护室内平行排列的观察床净距不应小于 1.2 m，有吊帘分割时不应小于 1.4 m，床沿与墙面的净距不应小于 1.0 m
		可设置隔离观察室或隔离单元，并应设独立出入口，入口处应设缓冲区及就地消毒设施
感染性疾病门诊用房		消化道、呼吸道等感染疾病门诊应自成一区，并应单独设置出入口
		感染门诊应根据具体情况设置分诊、接诊、挂号、收费、药房、检验、诊查、隔离观察、治疗、医护人员更衣、缓冲、专用卫生间等功能用房

续表

项目		要求
住院部用房	一般规定	住院部应自成一区
		单排不宜超过 3 床，双排不宜超过 6 床
		平行的两床净距不应小于 0.8 m
		病房不应设置开敞式垃圾井道
	重症监护病房	监护病床的床间净距不应小于 1.2 m
		单床间不应小于 12 m^2，《重症医学科建设与管理指南（试行）》规定单间至少 15 m^2
	儿科	儿科宜设配奶室、奶具消毒室、隔离病房
	妇产科	妇科应设隔离待产、隔离分娩等用房；隔离待产和隔离分娩用房可兼用
		母婴同室或家庭产房应增设家属卫生通过，并应与其他区域分隔
	婴儿室	应设配奶室、奶具消毒室、隔离婴儿室、隔离洗婴池等
	烧伤病房	应设单人隔离病房、重点护理病房等
		入口处应设包括换鞋、更衣、卫生间和淋浴的医护人员卫生通过通道
		可设洁净病房
	血液病房	可根据需要设置洁净病房，洁净病房应自成一区
		洁净病房应仅供一位患者使用，并在入口处设第二次换鞋、更衣处
	血液透析	应设隔离透析治疗、复洗、污物处理、水处理设备等用房
		入口处应设包括换鞋、更衣的医护人员卫生通过通道
		治疗床（椅）之间的净距不宜小于 1.2 m

续表

项目	要求
手术部用房	手术部不宜设在首层
	平面布置应符合功能流程和洁污分区要求
	入口处应设医护人员卫生通过通道，且换鞋处应采取防止洁污交叉的措施
	每 2～4 间手术室宜单独设立 1 间刷手间，可设于清洁区走廊内；刷手间不应设门；洁净手术室的刷手间不得和普通手术室共用；每间手术室不得少于 2 个洗手水龙头，并应采用非手动开关
核医学科用房	应有贮运放射性物质及处理放射性废弃物的设施
介入治疗用房	洁净区、非洁净区应分设
	应设洗手准备、无菌物品等用房
检验科用房	微生物学检验应与其他检验分区布置
	微生物学检验室应设于检验科的尽端
	检验科应设洗涤设施，细菌检验应设专用洗涤、消毒设施，每个检验室应装有非手动开关的洗涤池
	检验标本应设废弃消毒处理设施
	危险化学试剂附近应设有紧急洗眼处和淋浴
药剂科用房	儿科和各传染病科门诊宜设单独发药处
中心（消毒）供应室用房	应按照污染区、清洁区、无菌区三区布置，应按单向流程布置
	进入污染区、清洁区和无菌区的人员均应卫生通过

续表

项目		要求
洗衣房		应自成一区，合理布局
		污衣入口和洁衣出口应分别设置
		工作人员与患者的洗涤物应分别处理
		设收集、分拣、储存、发放处
		洗衣房应设置收件、分类、浸泡消毒、洗衣、烘干、烫平、缝纫、贮存、分发和更衣等用房
给水排水、污水处理	给水	采用非手动开关的用水点
	排水	传染病门急诊和病房的污水应单独收集处理
		牙科废水宜单独收集处理
	污水处理	当医疗污水排入有城市污水处理厂的城市排水管道时，应采用消毒处理工艺
		当医疗污水直接或间接排入自然水体时，应采用二级生化污水处理工艺
采暖、通风及空调系统	一般规定	各功能区域空调系统宜独立
		各空调分区应互相封闭，并应避免空气传播途径的医院感染
		有洁净度要求的房间和严重污染的房间，应单独成一个系统
		核医学检查室、放射治疗室、病理取材室、检验科、传染病病房等含有有害微生物、有害气溶胶等污染物质场所的排风，应处理达标后排放
	洁净用房的通用要求	洁净用房内不宜采用上送上回气流组织
	中心（消毒）供应室	应保持有序压差梯度和定向气流；定向气流应经无菌区流向去污区；无菌存放区对相邻并相通房间应有不低于 5 Pa 的正压，去污区对相邻并相通房间和室外均应维持不低于 5 Pa 的负压

注：主要参考《综合医院建筑设计规范》(GB 51039—2014)。

19. 国内外主要的医院感染控制相关学会/协会和期刊的名称（见表 78）

表 78　国内外主要的医院感染控制相关学会/协会和期刊的名称

分类	学会/协会和期刊名称	中文名称
机构	中华预防医学会医院感染控制分会	/
	中国医院协会医院感染管理专业委员会	/
	中华护理学会医院感染管理专业委员会	/
	中国老年医学学会感染管理质量控制分会	/
	世界中医药学会联合会医院感染管理专业委员会	/
	全军医院感染学专业委员会	/
	中国卫生监督协会消毒与感染控制专业委员会	/
	World Health Organization（WHO）	世界卫生组织
	Worldwide Patient Safety（WWPS）	全球患者安全联盟
	Healthcare Infection Control Practices Advisory Committee（HICPAC）	医疗感染控制实践咨询委员会
	The Society for Healthcare Epidemiology of America（SHEA）	美国医疗保健流行病学学会
	European Society of Clinical Microbiology and Infectious Diseases（ESCMID）	欧洲临床微生物学与感染性疾病学会
	Asia Pacific Society of Infection Control（APSIC）	亚太感染控制学会

续表

分类	学会/协会和期刊名称	中文名称
期刊	中华医院感染学杂志	/
	中国感染控制杂志	/
	中华流行病学杂志	/
	中国消毒学杂志	/
	中华临床感染病杂志	/
	The Lancet Infectious Diseases	柳叶刀：感染病
	Clinical Infectious Diseases	临床感染病学
	Emerging Infectious Diseases	新发感染病
	The Journal of Infectious Diseases	感染病杂志
	American Journal of Epidemiology	美国流行病学杂志
	Current Opinion in Infectious Diseases	现代感染病学评论
	International Journal of Epidemiology	国际流行病学杂志
	Infection Control and Hospital Epidemiology	感染病控制与医院流行病学
	American Journal of Infection Control	美国感染病控制杂志
	Journal of Hospital Infection	医院感染杂志
	Journal of Infection	感染杂志
	European Journal of Epidemiology	欧洲流行病学杂志
	Antimicrobial Resistance & Infection Control	抗生素耐药与感染控制杂志